Derbolowsky

Atemtherapie in der ganzheitlich
orientierten Krankenbehandlung

W0178366

Atemtherapie in der ganzheitlich orientierten Krankenbehandlung

Von Dr. med. Udo Derbolowsky

unter Mitarbeit von Regina Derbolowsky
und einem Geleitwort von Prof. Ilse Middendorf

2., verbesserte Auflage

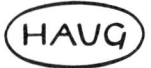

Karl F. Haug Verlag · Heidelberg

CIP-Titelaufnahme der Deutschen Bibliothek

Derbolowsky, Udo:
Atemtherapie in der ganzheitlich orientierten Krankenbehandlung / von Udo Derbolowsky. Unter Mitarb. von Regina Derbolowsky und einem Geleitw. von Ilse Middendorf. –2., verb. Aufl. – Heidelberg: Haug, 1991
    1. Aufl. u.d.T.: Derbolowsky, Udo: Haltungsanalytische Atem-, Sprech- und Stimmtherapie
    ISBN 3-7760-1194-7

2. Auflage 1991

Titel-Nr. 2194 · ISBN 3-7760-1194-7

Gesamtherstellung: Druckerei Heinrich Schreck KG, 6735 Maikammer

Inhalt

Vorwort

Die Begegnung mit Clara SCHLAFFHORST und ihrer Schule in Seefeld/Pommern, auf dem Gut der Gräfin BREDOW, empfinde ich heute ebenso als eine glückliche Fügung, wie die Begegnungen mit Werner KEMPER, Johann Heinrich SCHULTZ, Carl MÜLLER-BRAUNSCHWEIG, Felix BÖHM und Harald SCHULTZ-HENCKE im damaligen Berliner Reichsinstitut für tiefenpsychologische Forschung und Psychotherapie. Beides hat mich, der ich damals während des Zweiten Weltkrieges Kandidat der Medizin war, nicht mehr losgelassen. Beides ging über den Rahmen der ärztlichen Praxis meines Vaters hinaus. Mein Vater war mit ganzem Herzen Arzt. Er hatte diesen Beruf erst mit 47 Jahren ergriffen. Er bevorzugte die Homöopathie und die naturgemäßen Heilweisen, worin er mich neben meinem Studium bei BASTANIER und VOGLER selbst unterwies. Er widmete seinen Patienten, die er meistens auch selbst massierte, pro Konsultation möglichst mindestens eine halbe Stunde. Ich habe ihn in dieser von beglückenden Heilerfolgen begleiteten Arbeit hoch verehrt. Sowohl die Atemtherapie, als auch die Psychotherapie einschließlich Psychoanalyse, schienen mir damals geeignet, diese Art, wie mein Vater arbeitete, weiter zu ergänzen und abzurunden.

Der Ausgang des Krieges machte jedoch die Hoffnung auf eine Zusammenarbeit und Praxisübernahme zunichte. In jener Zeit kam es noch zu zwei weiteren, für meine spätere Arbeit maßgebenden Begegnungen; einmal mit Vinzenz und Rosa SCHMID in Eresing und damit mit der Osteopathie und der Chiropraktik, den Wurzeln meiner späteren Chirotherapie, zum anderen mit dem Ehepaar

OSHAWA, die mich in die Grundlagen der Akupunktur einführten, als sie längere Zeit als Gäste bei mir lebten und mich auf diesem Gebiet und dem der Diätetik zu fruchtbaren, weitergehenden Studien anregten.

Von nun ab plagten mich zwei Kategorien von Problemen. Die eine bestand in der Ergründung der Techniken und ihrer Übung bis zur geläufigen Beherrschung. Das war wegen der damaligen Außenseiterposition von Atem-, Psycho- und Chirotherapie nur unter besonderen Schwierigkeiten möglich, die mich jedoch nicht vom Erreichen jenes Zieles abhalten konnten.

Die andere Kategorie von Problemen bestand aus Fragen nach der Genese und den sogenannten Wechselwirkungen. Was ist leiblich und was seelisch bedingt? Was wirkt sich leiblich und was seelisch aus und warum? Was heißt überhaupt Seele und inwiefern hat sie etwas mit dem Leibe zu tun? Gibt es Behandlungen, die den ganzen Menschen meinen und nur mit seelischen Mitteln arbeiten? Gibt es Behandlungen, die den ganzen Menschen meinen und nur mit seinem Leibe arbeiten, so daß man von Behandlungen mittels des Leibes sprechen darf? Läßt sich die heute als Behandlung des Körpers verstandene Somatotherapie nicht besser als Behandlung des Menschen **mittels** des Körpers an die Seite einer Psychotherapie stellen, die als Behandlung des Menschen mittels der Seele zu verstehen ist?

Der Leser wird aus der chronologisch geordneten Abfolge der verschiedenen Beiträge zu diesen Fragen meine Antworten finden, darunter beispielsweise auf Seite 18 ff und 109 den Versuch einer praktisch bedeutsamen Abgrenzung zwischen Störung und Krankheit.

Im Umgang mit der erstgenannten Problemkategorie, ist es zu einer Fortentwicklung von Techniken gekommen, von denen ich hier nur diejenigen erwähne, die sich auf die Konzertierung von Modalitäten in der analytischen Psychotherapie beziehen.

1947 erhielt ich von meinen beiden damaligen Chefs im „Zentralinstitut für psychogene Erkrankungen der Versicherungs-Anstalt Berlin", Werner KEMPER und Harald SCHULTZ-HENCKE, die Erlaubnis, die Anwendbarkeit der psychoanalytischen Technik innerhalb kleiner Patientengruppen zu untersuchen.

Die Ergebnisse, soweit sie die Psychotherapie betreffen, habe ich in anderem Zusammenhang dargelegt. Hier sei nur kurz erwähnt, daß es zusätzlicher neuer Techniken bedurfte, um eine analytisch-psychotherapeutische Individualbehandlung innerhalb von Gruppen zu ermöglichen, ohne den Patienten zum Exhibitionieren zu verleiten. Zu diesen neuen Techniken gehören spezielle Regelungen über die Kontinuität der Gruppe, über eine gewisse Anonymität sowie vor allem eine Traumbearbeitungstechnik, die auf Amplifikation und biographische Assoziationen des Patienten grundsätzlich verzichtet.

In dem hier gegebenen Zusammenhang ist wichtiger, daß sich bei der Behandlung von Neurosen oft ein beträchtlicher Anteil präverbaler Genese herausgestellt hat, der nach nonverbalen Behandlungsformen verlangt. Diese Erkenntnis war nicht neu. Sandor FERENCZI, Wilhelm REICH, später Fritz PERLS haben darauf hingewiesen. Vor allem bei der Kinderbehandlung war bereits aufgefallen, daß es nicht auf das Verwörtern, also nicht auf diese klassische psychoanalytische Methode des assoziativen Verbalisierens ankommt, sondern auf das Wiedervergegenwärtigen und Verarbeiten des bislang Unbewältigten, das aus unverdauten Untergründen heraus das heutige Leben des Patienten beeinträchtigt.

Das was der Mensch im ersten Lebensjahr, als er noch nicht sprechen konnte, erlitten hat, ist für ihn unaussprechlich. Er kann höchstens **darüber** reden. Aber das hilft nichts. Intellektualisierung solcher Inhalte kommt nicht selten vor. Aber sie ist therapeutisch nutzlos. Stattdessen boten sich andere Wege an: Einer war der Weg über das Tun, über den bemächtigenden Umgang mit den Dingen der Welt und den ihnen innewohnenden Qualitäten. Es sind jene Entwicklungsschritte, in denen der Mensch sich seine Welt ereignet. Gretel DERBOLOWSKY hat mir hier als Psychagogin entscheidende Anregungen gegeben. Wir haben zunächst von Bemächtigungstherapie, von Occupationsanalyse, später von Lambanotherapie und Lambanopädie gesprochen. Es geht darum, sich die Welt zu ereignen, um happening und ein sich darin Wiederfinden, um den Bau, das ist das Bauen der Welt als Wachstumsprozeß, wie Hugo KÜKELHAUS auch sagt.

Ein anderer Weg war das Rollenspiel Jakob MORENOS, nicht bis zum Psychodrama ausgebaut wie bei ihm, sondern nur in ersten Ansätzen, als Drei-Satz-Spiel zur Ermöglichung des Rollentausches.

Ein weiterer Weg schließlich, und von diesem wird hier ausführlicher die Rede sein, ist die Arbeit an Atem, Stimme, Sprache und Haltung: Die Arbeit am gestörten und am kranken Menschen mittels seines Leibes.

Der Leser wird verschiedentlich auf Falldarstellungen stoßen, in denen, abgekürzt, von Atemanwendungen gesprochen wird. Es scheint mir deshalb wichtig zu sein, hier bereits das therapeutische Milieu zu skizzieren, in das jene pneopädischen oder pneotherapeutischen Maßnahmen als eine Modalität unserer „ambulanten gruppenzentrierten multimodal-integrierten analytischen Psychotherapie (agmap)" eingebettet sind.

Wir haben allmählich ein multimodal-integriertes Behandlungsverfahren entwickelt, bei dem die analytisch-psychotherapeutisch behandelten Patienten, in einer regelmäßigen Abfolge wechselnd, sowohl mit verbalen, als mit nonverbalen Verfahren in der Gruppe und einzeln behandelt werden. Handelt es sich um Anwendungen bei Störungen und Schwierigkeiten, dann sprechen wir in meiner Praxis, Klinik und Atemschule von Pädie. Die Arbeit mittels Haltung, Atem-, Sprech- und Stimmfunktion wird dann als Pneopädie bezeichnet. Die Arbeit mittels spielerischem Materialumgang ist die Lambanopädie, und die Arbeit, die über Denken, Assoziieren und Ordnen von Zusammenhängen im Gespräch und reflektiertem Selbstgespräch erfolgt, heißt Noo**pädie.**

Handelt es sich um Krankenbehandlung, werden die gleichen Anwendungen bei uns als Pneo-, Lambano- oder Noo**therapie** bezeichnet.

Daneben gibt es die andere Kategorie von Patienten, die uns wegen leiblich bedingter Wirbelsäulen- und Gelenkfunktionsstörungen aufsuchen. Auch sie erhalten, neben der Chirotherapie und anderen indizierten Behandlungsformen, nicht selten Pneotherapie. Daß dies dem Wohle unserer Patienten dient, oft die Dauer der Behandlung verkürzt und den Heilerfolg verbessert, mag der Leser selbst herausfinden.

Zusammenfassend läßt sich sagen:

Die Therapie, das heißt die Krankenbehandlung, bedient sich aller möglicher Anwendungen, die geeignet sind, den Zustand des Kranken zu bessern.

Eine Kategorie therapeutischer Anwendungen bedient sich der Atem-, Sprech- und Stimmfunktionen des Kranken. Sie gehört zu den ältesten Formen der Krankenbehandlung und verdient auch heute im Zeitalter chirurgischer, antibiotischer und immunbiologischer Erfolge, bei der Indikationsstellung bedacht und viel öfter eingesetzt zu werden, als es bislang geschieht.

Viele Anfragen nach einzelnen Beiträgen, die ich im Laufe von 20 Jahren zu diesem Thema veröffentlicht habe, finden in dieser Broschüre ihre Antwort.

Herr Dr. E. FISCHER hat sich freundlicherweise bereitgefunden, die neu bearbeiteten Aufsätze zu sammeln und – um zwei Beiträge der Atem-, Sprech- und Stimmlehrerin Regina DERBOLOWSKY vermehrt – als Broschüre zu verlegen.

Die Literaturverzeichnisse zu den einzelnen Beiträgen finden sich zusammengefaßt am Schluß der Broschüre neben einem kurzen Namensverzeichnis.

Hamburg, Juli 1977   Udo DERBOLOWSKY

Vorwort zur neu bearbeiteten und erweiterten zweiten Auflage

Das Interesse an der Pneotherapie und Pneopädie, also an Heilmaßnahmen, die mittels Atemanwendungen arbeiten, hat seit Erscheinen der ersten Auflage 1978 erheblich zugenommen. Vor allem hat der ganzheitliche Aspekt der Atemtherapie im Rahmen von Heilmaßnahmen zunehmend Beachtung gefunden.

In diesem Buch werden die physiologischen und philosophischen Grundlagen sowie die Techniken der Atemtherapie beschrieben. Die angesprochenen Begriffe werden anhand von zahlreichen Fallbeispielen erläutert.

Die Abfolge der Kapitel wurde beibehalten, weil sie den Leser an dem Reifungsprozeß der Thematik teilnehmen läßt, so daß die hier und da bestehenden Wiederholungen für das Verständnis eher hilfreich sind, weil sie das Gemeinte jeweils von verschiedenen Seiten angehen.

Wo es notwendig erschien, wurde der um die beiden ersten Kapitel vermehrte Text gestrafft.

Blieskastel-Bierbach,   Udo DERBOLOWSKY
Frühjahr 1991

Geleitwort

Wer heute, sei es in künstlerischem, in erzieherischem oder in therapeutischem Bereich, an Atem, Haltung und Stimme arbeitet, ist dazu eingeladen, sich den integrativen Bemühungen anzuschließen, die zur Gründung des Verbandes der Pneopäden, Arbeitsgemeinschaft für Atempflege e. V. (AFA), Viktoria-Luise-Platz 9, Berlin 30, geführt haben.

Es kommt uns in diesem Verband auf eine Abstimmung der Ausbildungs- und Prüfungsrichtlinien an, mit denen sichergestellt werden soll, daß hier Nachwuchskräfte mit gediegenem Können herangebildet werden.

Daß jetzt eine Sammlung der sonst nur schwer zugänglichen Arbeiten zu diesem Thema von Udo DERBOLOWSKY vorgelegt wird, ist um so mehr zu begrüßen, als er einer der auf diesem Gebiet erfahrensten Ärzte unserer Generation ist. Seine Beiträge sind ebenso wie die seiner Frau, Regina DERBOLOWSKY, aus der Praxis für die Praxis entstanden und in klarer, verständlicher Sprache abgefaßt. Sie führen den Lernenden in die Problematik unseres Arbeitsgebietes ein. Dem Fachmann vermitteln sie Grundlegung, Anregung und Überblick. Dem Interessenten geben sie Stoff zum Nachdenken und Ansatzpunkte für ein Verständnis unserer Arbeit.

Deshalb hoffe ich, daß diese Broschüre nicht nur für Pneopäden und Pneotherapeuten ein guter Gesprächspartner wird. Sie wird für jedermann, der sich für seine eigene Vergegenwärtigung, für das Geheimnis des Leibseins, für die Seele des Menschen und damit für das Wesen des Atems interessiert, Hinweise und Bereicherung geben können. Möge sie vielen Lesern den Impuls geben, sich selbst unserer Arbeit zu widmen.

Berlin, Juli 1977   Ilse MIDDENDORF

Professor an der Hochschule für Musik und Darstellende Kunst, Berlin
Erste Vorsitzende des Verbandes der Pneopäden; Arbeitsgemeinschaft für Atempflege e.V. (AFA).

1

Atemtherapie als psychosomatische Behandlungsform *

* In: GUNDERMANN, H. (Hrsg.): Aktuelle Probleme der Stimmtherapie. Gustav Fischer Verlag · Stuttgart · New York · 1987, S. 41-49.

Zur Einführung

Die Atmungsfunktion gehört zu den Grundfunktionen im Sinne Paul VOGLERS. Grundfunktionen bedingen das Leben des Menschen. Ihre Aufgaben und ihre Bedeutungen können nicht lokalisiert werden wie vielleicht die Funktion eines Meniskus im Kniegelenk. Sie sind Funktionskreise, die sich an den Aufnahme- und Abgabeorganen abspielen und Grundbefindlichkeiten darstellen.

Die Atmung ist lebensnotwendig. Ihre Wirkung umfaßt den ganzen Menschen. Die Atmung wirkt sich mechanisch auf das Volumen des Körpers, auf den Blutkreislauf und auf die Relationen zwischen den verschiedenen Organen aus. Sie hat elementare biochemische Auswirkungen auf den gesamten Stoffwechsel, nicht nur auf den Sauerstoff- und den Kohlensäurespiegel des Blutes. Sie greift unmittelbar steuernd in die verschiedenen Gleichgewichte des vegetativen Nervensystems und des Blutkreislaufs ein.

Zu alledem kommt noch hinzu, daß die Atmungsfunktion unter den Grundfunktionen insofern eine Sonderstellung einnimmt, als sie direkt auf der

Schwelle zwischen unwillkürlichen und willkürlichen Abläufen angesiedelt ist. Mit anderen Worten: wir treffen sie gleichermaßen im Bereich und unter der Steuerung unseres Bewußtseins an, wie im Bereich und unter der Steuerung unbewußter Valenzen.

Auf dem Boden dieser als Atmung bezeichneten Grundfunktion wachsen eine Reihe weiterer Funktionen, die für den Menschen spezifisch sind. Es handelt sich um die Stimme, um das Sprechen, um das Singen und um die Sprache.

Hier ist einzuschalten, daß wir unter einer biologischen Funktion eine auf den Organismus bezogene Tätigkeit von Teilen des Organismus verstehen, welche gegensätzliche Erfordernisse so umgreifen, daß daraus Polaritäten werden, die der Erhaltung des Organismus und der Erfüllung seiner Aufgaben dienen. Organe sind das morphologische Substrat der von ihnen getragenen Funktionen.

Ohne schon in eine vertiefende Betrachtung der ungezählten Wechselwirkungen einzutreten, in welche die Atmung auf verschiedenen körperlichen und seelischen Ebenen des Menschen eingebunden ist, läßt sich erkennen, daß die pneotherapeutische Beschäftigung mit Stimm-, Sprech- und Sprachstörungen sich niemals auf einen einzigen Beruf wird einengen lassen.

Im Gegenteil! Hier stehen Gesangspädagogen neben Pädiatern, Sprecherziehern, Sprachlehrern, Logopäden, Hals-, Nasen-, Ohrenärzten, Phoniatern, Atem-, Sprech- und Stimmlehrern, Physiotherapeuten, Psychiatern, Psychoanalytikern, Verhaltenstherapeuten und vielen anderen mehr, von den elementaren Aufgaben der Mütter und vielleicht auch der Väter zunächst einmal ganz abgesehen.

Die Vorstellung, daß diese Vielfalt zu einer umfassenden Kooperation konvergieren könnte, ist wohltuend. Allerdings dürfte es nur realistisch sein, auch auf diesem Gebiet mit Rivalitäten und mit dem Glauben zu rechnen, allein die eigene Disziplin sei im Besitz der ganzen Wahrheit.

Die Grundfunktion unserer Atmung ist ein zentraler psychosomatischer Zugang zum Menschen. Sie ist hervorragend zur Krankenbehandlung geeignet. Die Therapieformen, die sich der Atmung als Vehikel bedienen und unter der Bezeichnung Pneotherapie zusammengefaßt werden, stehen insbesondere bei der Behandlung von Stimm-, Sprech- und Sprachstörungen in der vordersten Linie, wenn man von krankhaften morphologischen Veränderungen der Stimm- und Sprechwerkzeuge und ihrer Nerven absieht.

Zur Begriffsbestimmung

Es empfiehlt sich in Anlehnung an andere medizinische Disziplinen zwischen „Störung", „Krankheit" und „Behinderung" zu unterscheiden.

a) Bei einer Heiserkeit beispielsweise spreche ich dann von einer „Störung", wenn sie durch ein Schleimtröpfchen verursacht wird, oder dadurch, daß der Betreffende sich verschluckt hat.

Mit Hilfe einiger Hustenstöße oder mit Abräuspern kann der Befund in kurzer Zeit behoben werden. Störungen können durchaus auch Heilmaßnahmen erfordern, Heftpflaster, Umschläge, Trost, Atemhilfen, Krankengymnastik oder anderes mehr. Aber die bei Störungen eingesetzten

Heilmaßnahmen werden nicht als Therapie, also nicht als Krankenbehandlung, sondern als *Pädie* (= Schulung, Bildung, Erziehung) bezeichnet. Dies empfiehlt sich gleichermaßen im Bereich der Prävention.

b) Von „Krankheit" wird gesprochen, wenn die Befunde eine weitergehende Gefährdung des Betroffenen erkennen lassen, wenn ihnen demnach eine prospektive Tendenz innewohnt, wenn in unserem Beispiel die Heiserkeit Symptom einer entzündlichen Infektion der Luftwege und der Kehlkopfschleimhaut ist. Dann ist *Therapie,* sprich Krankenbehandlung, angezeigt, und die Krankenversicherung ist damit als Kostenträger angesprochen.

c) Von „Behinderung" ist zu sprechen, wenn die Heiserkeit etwa als Folge einer bleibenden Nervenschädigung *länger als sechs Monate* besteht oder bestehen wird und wenn sie den Betroffenen *nennenswert* beeinträchtigt, d. h. wenn sie, ohne den Befund beheben zu können, laufend Heilmaßnahmen oder Maßnahmen zur beruflichen und gesellschaftlichen (Wieder-)Eingliederung erforderlich macht. Diese bei Behinderungen einzusetzenden Heilmaßnahmen sollten zweckmäßigerweise nicht als Therapie, also nicht als Kassenleistungen bezeichnet werden, sondern als *Pädie,* die als Rehabilitationsmaßnahmen von anderen Trägern, etwa von der Arbeitsverwaltung finanziert werden.

Zur Abgrenzung der Begriffe „organisch" und „psychisch" ist zu sagen,

a) daß ein Befund dann als organisch oder soma-
tisch zu bezeichnen ist, wenn morphologische
(= substanzielle) oder relationale Veränderungen
des Organismus oder seiner Teile vorliegen und
die Funktionsfähigkeit beeinträchtigen;

b) daß ein Befund dann als psychisch zu bezeichnen
ist, wenn er sich auf das Verhältnis des Betroffenen zu sich selbst, also auch zu den Funktionen
seiner Organe und zu seiner Umwelt bezieht und
konkrete Beeinträchtigungen dieses Verhältnis-
ses umschreibt. Dazu gehört beispielsweise die
Nichtinanspruchnahme eigener Funktionen als
Folge davon, daß der Betroffene sich selbst oder
Teile von sich selbst ablehnt oder Ablehnung
durch andere unterstellt oder provoziert.

Davon ist die Unterscheidung zwischen organogen
und psychogen klar abzuheben:

a) Eine seelische oder psychische Symptomatik
kann die Folge eines organischen Befundes sein.
Es handelt sich dann um eine organogene
(= organisch bedingte) Symptomatik, die – wie
bereits beschrieben – als seelische oder psychische Störung oder Erkrankung oder Behinderung
eingeordnet werden kann.
Die Bezeichnung „organogenes Psychosyn-
drom" ist daher kein Druckfehler, sondern ein
häufiger Befund. Als Beispiel sei dafür der Rausch
nach Einverleibung von Alkohol angeführt.

b) Umgekehrt wird eine organische Symptomatik,
die sich als Folge eines seelischen Befundes einstellt, zutreffend als psychogene Organsympto-
matik bezeichnet. Dabei ist es gleichgültig, ob es
sich um morphologische oder relationale

Befunde handelt. Sind beispielsweise Stimmbandknötchen das Ergebnis einer psychogenen funktionellen Dysphonie, dann sind sie als psychogen zu beschreiben.

Sprache und Sprechen

Sprache ist Wortschatz und Syntax, d.h. eine Sammlung von Worten sowie von Regeln, wie damit umzugehen ist. Die Sprache besteht aus Bedeutungsträgern, die Lautgestalt, also Worte oder Zeichen (Buchstaben, Mimik, Gestik) sind. Sprache ist als Geistträger wichtiger Bestandteil des Denkens, vor allem der gedanklichen Kommunikation. Sie ist wesentliche Grundlage der Verständigung. Sie kann auch *dort* vorhanden und wirksam sein, wo geschwiegen wird.

Sprache wird hörbar im Flüstern, im Sprechen und im Gesang. *Flüstern* entsteht durch das Zusammenspiel von Atem und konsonantischer Funktion. Wirken Atem und Stimme unter der Führung der konsonantischen Funktion zusammen, entsteht das *Sprechen*. Wirken Atem und konsonantische Funktion unter der Führung der vokalischen Funktion, also der Stimme, zusammen, so entsteht der *Gesang,* als die höchste der spezifisch menschlichen Grundfunktionen.

Im alltäglichen Sprachgebrauch und im diagnostischen oder therapeutischen Umgang werden die Begriffe Sprechen und Sprache vielfach synonym verwendet und oft erst im Einzelfall gegeneinander abgegrenzt. Ganz strenggenommen, wenn auch praktisch ungebräuchlich, ist die Psychoanalyse als typisches Beispiel für Sprachtherapie als „Krankenbehandlung mittels der Sprache" zu nennen.

Atem, Atmen, Atmung

Der *Atem* ist das Quantum der Atmosphäre, das in die Lungen eingesogen und wieder abgegeben wird. Seine Zusammensetzung ist wechselnd, ist beispielsweise beim Ein anders als beim Aus. Der Atem kann Vehikel sein für artefizielle Beifügungen wie Tabakrauch, Aerosole, aetherische Öle u. a. m. Das tätige Aus und Ein des Gaswechsels im Respirationstrakt wird als *Atmen,* die gesamte Funktion einschließlich der nervalen Steuerungen als *Atmung* bezeichnet.

Im alltäglichen Sprachgebrauch wird das Wort Atmung allerdings häufig durch das Wort Atem ersetzt. So wird in der Regel statt von Atmungstherapie von Atemtherapie gesprochen.

Hierbei ist noch besonders darauf hinzuweisen, daß der dem Wort Therapie (= Krankenbehandlung) vorangestellte Begriff nicht den Gegenstand, sondern das Mittel der Therapie kennzeichnet. Beispielsweise ist Hydrotherapie oder Elektrotherapie oder Psychotherapie nicht die Krankenbehandlung des Wassers, der Elektrizität oder der Seele, sondern *mittels* Wasser- oder Stromanwendungen oder mit seelischen Mitteln.

Pneotherapie (= Atem- oder Atmungstherapie) ist daher Krankenbehandlung mittels Arbeit an der Atmung. Grundsätzlich können alle Arten von Krankheit – also auch solche im Bereich von Atmung, Stimme und Sprechen – mit Pneotherapie behandelt werden. Entscheidend ist, wie überall in der Medizin, die für jeden einzelnen Fall zu ermittelnde Indikation.

Für die *Logopädie,* bei der mittels Arbeit am Sprechen, und für die *Phonopädie,* bei der mittels Arbeit an der Stimme behandelt wird, gilt das Gleiche.

Zur Philosophie

Geht man von eng umschriebenen morphologischen oder relationalen Befunden aus, die gezielt medikamentös, chirurgisch, chirotherapeutisch oder mit anderen physikalischen Methoden erfolgreich behandelt werden können, ist das Bedürfnis nach philosophischer Grundlegung nur gering. Geht man dagegen davon aus, daß Stimm-, Sprech- und Sprachstörungen – und zwar auch dann, wenn sie sich in organischen Befunden manifestieren – sehr häufig psychogen sind, dann scheint eine philosophische Grundlegung vordringlich zu sein.

Ich habe meine diesbezüglichen Vorstellungen unter dem Thema „Atem und Stimme" erstmals Ende Oktober 1959 bei dem Kongreß der Gesellschaft für physikalisch-diätetische Medizin in Friedrichroda vorgetragen (s. S. 51 ff).

Der Mensch ist ein Teil der Welt. Er ist Leib und als solcher ein biologischer Prozeß. Sein Leben, als Einzeller beginnend und im Tode endend, geschieht ihm als Stoffwechsel, der zahlreiche Notwendigkeiten erfordert. Die damit gegebenen Bedrängnisse sind Spannungen zwischen Gegensätzen. Sie lösen Funktionen aus, in denen die Gegensätze einander polar zugeordnet sind. Sie können so als Gegenspieler bezeichnet werden. Die Organe sind die Leibgestalt dieser Funktionen. Nicht alle Gegenspieler leiblicher Funktionen sind im Leibe zu suchen. Es gibt Funktionen, bei denen der Gegenspieler außerhalb des Leibes in der Umwelt des Menschen angesiedelt ist. Paul VOGLER bezeichnet sie als Grundfunktionen und die dazu gehörenden Organe als Anfangsorgane. Beispiel dafür ist die Haltung des Menschen. Bei ihr ist die Schwerkraft als von außen wirkender Gegenspieler (Antagonist) einbezogen.

Diese Sachverhalte gelten für alle Lebewesen. Der Mensch hingegen ist dadurch ausgezeichnet, daß er – wie Arnold GEHLEN sagt – weltoffen ist. Er ist sich selbst und der Welt gegenüber. Er kann zu sich selbst, zu allen seinen Organen, zu seinen Erinnerungen, Bedürfnissen und Zielsetzungen ebenso Verhältnisse entwickeln wie zu allen Gegebenheiten der Welt. Und damit ist der Mensch – wie RILKE so schön gesagt hat – sowohl selbst ein Instrument als auch der Spieler, der es zum Erklingen bringt. Er ist und hat Leib. Er ist und hat Seele. Störungen und Krankheiten werden dann als seelisch bedingt bezeichnet, wenn sie durch die Art und Weise, wie ein Mensch mit sich und der Welt umgeht, verursacht sind.

Der Mensch nimmt als Wirklichkeit wahr, was auf ihn unmittelbar oder mittelbar wirkt. Seine leibliche Organisation ist das Maß für alles, was er aufnimmt. Seine Organe entodermaler Abkunft sind Pforten zur korpuskularen Welt. Sie dienen der Aufnahme und der Ausscheidung von Substanz und repräsentieren damit den Wechsel der Stoffe.

Seine Organe ektodermaler Abkunft sind Pforten zur Wellenwelt. Hier werden ihm über die Sinne die Informationen zuteil, die sich in ihm zum Weltbild d. h. zu seinen Vorstellungen von der Wirklichkeit zusammenfügen.

Die Stimme, als vokalische Funktion aufgefaßt, geht hervor aus dem Gegeneinander (= Antagonismus) einerseits von moduliert steigendem Zwerchfell, Lungenkontraktion, Anspannung von Atemhilfsmuskulatur in Bauch- und Brustraum, sowie andererseits von moduliertem Stimmlippenschluß. Diese Antagonismen werden von der vokalischen Funktion umgriffen. Der ausströmende Atem ist die substanzielle Seite, die dem Atem verliehenen Schwingungen sind die Wellenseite ein- und desselben Vorganges. In der Stimme sind beide Aspekte unserer Welt, der korpuskulare und der Wellenaspekt in der Tat vereint. Das ist besonders bedeutungsvoll, weil HEISENBERG 1927 bewiesen hat, daß es unmöglich ist, die Identität des Stoff- und des Wellenaspekts in einem einzigen Untersuchungsakt gleichzeitig festzustellen („Unbestimmtheitsrelation"). In seiner Stimme besitzt der Mensch eine Funktion, die diese Antinomie übergreift. Der Mensch hat damit die Fähigkeit, die Identität der also polaren, einen Welt als ein Ganzes zu repräsentieren.

Erst dadurch, daß sich der Stimme als vokalischer Funktion erneut Gegenspieler (Antagonisten), nämlich Gaumen, Zunge, Zähne und Lippen entgegenstellen, entsteht die konsonantische Funktion und mit ihr das Sprechen und das Singen. Hier schmelzen Atem, Stimme und Konsonanten zum Sprechen und Singen zusammen. Beim Sprechen liegt der Schwerpunkt auf Seiten der konsonantischen Funktion. Mit dem Sprechen kann sich die Sprache mit ihrem Wortschatz und ihrer Syntax zu einem neuen entscheidenden Spielraum entwickeln, der den Menschen vom Druck, unmittelbar der Welt verhaftet zu sein, entlastet und ihm auch hier das Gegenübersein zu sich selbst und zu seiner Welt gestattet.

Im Gesang haben wir Atem, Stimme und Sprache vereint mit dem Schwerpunkt auf der Stimme. Im Gesang betätigt der Mensch eine sein Menschsein vielleicht am deutlichsten repräsentierende Funktion. Hier werden die Nützlichkeit und die Zweckdienlichkeit des Sprechens noch quasi spielerisch übertroffen.

Zur Physiologie

Das Atmungsorgan hat Urmundcharakter, d. h. Einfuhr und Ausfuhr bedienen sich ein- und derselben Pforte, jeder Atemzug bringt für das Volumen und das spezifische Gewicht des Organismus erhebliche Schwankungen mit sich, ebenso für die Sauerstoff-Kohlensäurespannung des Blutes. Die Winkel zwischen den Bewegungssegmenten der Wirbelsäule unterliegen wie die Relationen der Eingeweide und die Wölbungen der Körperoberfläche ständigen atmungsbedingten Modulationen. Die Druckverhältnisse in den Blutgefäßen, in Lymphbahnen und Liquorräumen lassen atemabhängige Schwankungen erkennen. Der Füllungszustand und damit das Gewicht der Baucheingeweide ist für den Bewegungsspielraum des Zwerchfells von erheblicher Bedeutung. Dadurch entscheidet sich, ob Bauch- oder Lendenatmung überhaupt möglich sind oder ob schon bei körperlicher Ruhe Brustkorbatmung eingesetzt werden muß. Dies würde die Leistungsfähigkeit der Atemfunktion beachtlich einschränken.

Zu dem als „äußere Atmung" bezeichneten Gaswechsel in den Lungen mit den beschriebenen Auswirkungen kommt die „innere Atmung" hinzu, die die Sauerstoffzufuhr zu den Körperzellen mit den darin ablaufenden Oxydationsvorgängen umfaßt, so daß davon auszugehen ist, daß die „Sauerstoffwolke" bei der Einatmung nicht an den Lungengrenzen haltmacht, sondern den ganzen Körper durchweht. Andererseits fließen die gasförmigen Schlacken nicht nur aus der Lunge sondern aus allen Bereichen des Körpers kommend durch Nase und Mund ab.

Die Atmung repräsentiert damit einen großen Bereich des Vegetativums. Sie hat eine animalische Seite, die weitgehend unbewußt abläuft und eine spezifisch menschliche Seite, die mit den Verknüpfungen der Atmung mit dem Bewußtsein, mit Sprechen, Sprache, Stimme und Gesang zusammenhängt.

Zur Praxis

In einer Einrichtung des Christlichen Jugenddorfwerk Deutschlands e. V. (CJD), dem mit 300 Plätzen ausgerüsteten Jugenddorf Homburg/Saar – Berufsbildungswerk, habe ich bei der ärztlichen Begleitung der teils körperlich, teils seelisch behinderten jungen Menschen, die hier ihre berufliche Erstausbildung erhalten, viele Jahre hindurch beobachten können, daß Stimm-, Sprech- und Sprachstörungen viel häufiger vorkommen, als dies in den ärztlichen Vorbegutachtungen ausgewiesen ist.

Diese Befunde waren immer nur dann erwähnt, wenn die Stimm-, Sprech- oder Sprachstörung als das zentrale Merkmal der Behinderung angesehen wurde. Unter den Nebenbefunden wurden sie nur dann aufgeführt, wenn sie sich dem Beobachter förmlich aufgedrängt haben. Schwerere Artikulationsstörungen (Dysarthrien) wie die meisten Formen des Stotterns, sowie Nichtsprechen (Alalie) bei ausgeprägtem Autismus oder andere mutistische Erscheinungen, Flüstersprache, Fistelstimme waren in der Regel aufgeführt. Aber leichtere Formen wie Nuscheln, Lispeln, eingeschränkte Lautkraft und andere Arten der Dysphonie waren fast nie dokumentiert. Hierzu kommen noch zahlreiche Störungen der Atmung wie Hoch- oder

Flachatmung mit den korrespondierenden Haltungsatypien. Asthmoide Atmungsformen mit Atemrhythmusstörungen, sowie chronische Katarrhe von Rachen, Kehlkopf und Bronchien sind meist unerwähnt geblieben.

Es hat sich gezeigt, daß die Behandlung der genannten Befunde je nach Indikation entweder mit logopädischen oder mit pneo- und phonopädischen Maßnahmen in nahezu allen Fällen zu guten und oft sehr guten Ergebnissen geführt hat.

Hinzu kommt, daß gleichzeitig mit der Besserung der behandelten Befunde im Bereich der psychosozialen Rehabilitation auffallende Fortschritte erzielt wurden.

Mit der Besserung der sprachlichen Artikulation, der stimmlichen Lautkraft und der Atemtätigkeit ging regelmäßig eine Besserung der Körperhaltung, des Auftretens und des Selbstwertgefühls einher.

Zu erwähnen ist außerdem, daß es Rollstuhlfahrer gibt, die – wie es scheint – trotz bestehender neuromuskulärer Voraussetzungen mit ihrem Rollstuhl nicht zurechtkommen. Ich habe erlebt, daß auch hier pneo- und phonopädische Maßnahmen in kurzer Zeit Abhilfe schaffen konnten.

Da die durchschnittliche Verweildauer der etwa zwanzigjährigen jungen Männer und Frauen jeweils drei Jahre beträgt, ist die Beurteilung der Wirkung von eingesetzten Heilmaßnahmen fundierter als bei den sonst üblichen klinischen Aufenthalten, weil die Beobachtung im Längsschnitt klarer erkennen läßt, *was* sich auf die Dauer und *wie* es sich auf die Dauer auswirkt.

Viele der mit logo-, phono- und pneopädischen Maßnahmen Behandelten gaben an, daß sie die in ihrer Ausbildung vermittelten Fertigkeiten und das dazu gebotene Fachwissen besser hätten aufnehmen können als zuvor.

Das sind allerdings nur Nebenbei-Erfolge, aus denen abgelesen werden kann, daß das Ordnen einer oder mehrerer Grundfunktionen sich auf das Leben des ganzen Menschen und seines Organismus positiv auswirkt.

Zusammenfassend kann ich als Logopäde aus der Erfahrung mit über fünfzehnhundert behinderten jungen Menschen nur bestätigen, was schon im alten Ägypten formuliert worden war, daß nämlich die Pneotherapie, die Stimm-, Sprech- und Sprachtherapie einbegriffen, eine königliche Heilmethode ist, deren Effizienz im Hinblick auf ganzheitliche Persönlichkeitsentwicklung bei der Krankenbehandlung alle anderen therapeutischen Kategorien übertrifft.

2

Haltung, Atmung und Stimme als Instrumente pädischer und therapeutischer Anwendungen*

* In: Musik und Medizin 5 (1982) 25-38.

Atmung, Stimme, Sprechen, Haltung und Bewegung dürfen beim Menschen nicht nur als mechanische Abläufe betrachtet werden, weil sie eben nicht allein die Funktion einzelner Organe, sondern immer den ganzen Menschen repräsentieren. Hier finden seine Gefühle, seine Geschichte, sein Verhältnis zu sich selbst, zu seiner Vergangenheit, zu anderen Menschen und zu aller Welt ihren Ausdruck. An vier Fallbeispielen aus der nervenärztlich-psychoanalytischen, chiro- und pneotherapeutischen Praxis soll gezeigt werden, welche vor allem pneotherapeutischen Maßnahmen erforderlich sind, um eine erfolgversprechende Entwicklung einzuleiten – und daß gelegentlich sogar eine einzige Sitzung ausreichen kann, den Patienten zu einer grundlegenden Änderung seines Verhaltens anzuregen.

Schon MOSES sagt: „Der göttliche Odem war es, der zur lebendigen Seele des Menschen wurde." Mit dem Atem erhält der Mensch nicht nur seine Lebendigkeit, sondern – so heißt es dort – seine lebendige Seele. Die menschliche Stimme ist Ausdruck des menschlichen Lebens schlechthin. Im Bereich der Gefühle ist der Atem die wesentliche Quelle aller Ausdrucksmöglichkeiten. Wie groß ist die Atemweite bei herzlichem Lachen, und wie gewaltig ist die Atemkraft beispielsweise bei einem schreienden Säugling!

Nach der Geburt sind die Haut und alle Sinnesfunktionen plötzlich in Kontakt mit der Fülle von unbekannten Eigenschaften der neuen Umwelt. Eine unglaubliche Vielfalt von neuen Reizen erwartet den Säugling und droht ihn zu überschwemmen. Da geschieht eines der größten Wunder:

Das Zwerchfell zieht sich zusammen, und augenblicklich entfalten sich zum ersten Mal Hunderte von Millionen der bis dahin noch untätigen Lungenbläschen. Die Lungen füllen sich zum ersten Mal mit Luft. Wenn dann die Zwerchfellspannung zur Ausatmung wieder nachläßt, spannen sich die Stimmbänder, und der erste Schrei dieses neu auf die Welt gekommenen Menschen entringt sich seinem Körper. Das Gesicht rötet sich. Mit ganzem Einsatz gibt sich dieser Mensch in seinen Schrei hinein. Hier finden wir eine vollendete Einheit von Atem, Stimme und Bewegung.

Immer wieder ist es verblüffend, wie durchdringend die Stimme eines Säuglings ist, wenn man sie mit den Bemühungen eines erwachsenen Menschen vergleicht, der einen Schrei von sich geben will.

Kein Atemzug gleicht einem anderen, und kein Atemzug ist mit dem eines anderen Menschen vergleichbar. Ist es nicht erstaunlich, daß man den Atem sowohl zum Erwärmen als auch zum Kühlen einsetzen kann, ohne daß man erst lange darüber nachdenken muß?

Wohlig quiekt ein kleiner Mensch, wenn die Mutter ihm ihren warmen Ausatemstrom an die nackte Haut bläst, wenn die Lippen dann noch die Haut berühren und dadurch wundersame Geräusche entstehen! Und wie schnell läßt ein Kind sich durch das Pusten der Mutter trösten, wenn es sich gestoßen oder verbrannt hat.

Rein biologisch gesehen ist die Atmung Teil des Stoffwechsels. Die Atemorgane sind in ihrer Bauweise ein Wunderwerk für sich. Wo sich in den Lungen die Atemwege am feinsten verästeln und in den Lungenbläschen enden, werden sie von den zu feinsten Haargefäßen verzweigten Adern umrankt. Nur noch die hauchdünnen Zellplatten der Lungenbläschen trennen unser Blut von der Atemluft. Hier wird der Sauerstoff der Luft gegen die Kohlensäure aus dem Blut ausgetauscht.

Besondere Bedeutung besitzt das Atemzentrum: Als Teil unseres Zentralnervensystems befindet es sich zwischen Gehirn und Rückenmark im verlängerten Mark in Höhe des Genicks, etwa auf einer Linie, die man sich zwischen Lippenspalte und Genick denken kann.

Im Atemzentrum ist die nervliche Steuerung der Atmung zusammengefaßt. Steigt der Kohlensäuregehalt im Blut, wird das Atemzentrum gereizt. Daraufhin feuert es nervliche Impulse in die Atemmuskulatur und veranlaßt insbesondere das Zwerchfell zu einer neuen Einatembewegung. Im Atemzentrum wird die Atmung an die Erfordernisse des Körpers angepaßt. Hier wird bewirkt, daß Sport und Bewegung zu einer erheblichen Intensivierung des Atemgeschehens führen, während körperliche Ruhe und Schlaf eine Verminderung der Atemtätigkeit zulassen.

Die dem Atemzentrum übergeordnete Instanz in unserem Nervensystem ist das Zwischenhirn. Alle Sinneseindrücke, unsere Gemütsbewegungen, Ängste und Affekte wirken hier als nervöse Impulse bei der Steuerung unserer wichtigsten Lebensfunktionen, also vorrangig auch bei der Atmung und bei der Stimme mit. Konkret heißt das, daß die zahllosen Kleinigkeiten unseres Alltagslebens in unsere Atmung und in unsere Stimme hineinwirken. Die Sprache kennt viele Ausdrücke, die dieses Geschehen ganz konkret benennen. Es gibt atemberaubende Situationen und solche, wo jemand nach Luft ringt, ein anderer sprachlos wird. Oder denken wir an eine fröhlich zusammensitzende Runde! Wie schnell ist dort manch einer bereit, sich von einem Lachen anstecken zu lassen, auch wenn er den Witz vielleicht schon kennt oder wenn er über ihn zu einem andern Zeitpunkt überhaupt nicht lachen könnte.

Besonders eindrucksvoll ist beispielsweise die Übertragung eines spannenden Fußballspiels. Da ist ein Aufatmen von Tausenden zu hören, wenn sich eine gefährliche Situation hat klären lassen. Auch den zu Hause im Sessel sitzenden Fernsehzuschauer ergreift dieser Aufatmer. Auch bei ihm spannen sich im nächsten Augenblick alle Muskelfasern an, wenn die nächste Torchance zwingend herannaht. Wer dabei von seiner Bank aufspringt, die Arme hochreißt und dann aus voller Kehle „Tor" schreit, wenn seiner bevorzugten Mannschaft gerade ein Tor gelingt, der hat sich dieses Verhalten gewiß nicht vorher ausgedacht. Unmittelbar setzt sich hier das Erlebnis in eine Handlung voller Ausdruck um.

Vom Atemzentrum aus erhält der Nervus phrenicus ebenso seine Impulse wie der Nervus vagus, der die Bronchien versorgt. Auch der Beweger unserer Gesichtsmuskulatur, der Nervus facialis, erhält von dort seine Kommandos, um sie an die Nasenflügel oder an den Mund weiterzuleiten.

Das gesamte Muskelspiel und damit auch die Haltung des Menschen werden durch seine Atmung entscheidend beeinflußt. Alle Gefühle und die in der Lebensgeschichte von ihm gebildeten Wertungen bestimmen sein Verhältnis zu sich und der Welt, also sein Benehmen.

Viele Mütter sehen ihren Kindern schon von weitem an, ob sie im Eifer des Spiels zu vergessen scheinen, daß sie zur Toilette müssen. Sogar das Kind ist noch hinterher erstaunt darüber, wieso die Mutter ihm diese Not von außen ansehen konnte, wo es doch noch nicht einmal selbst etwas von dem offenbar doch dringenden Bedürfnis gemerkt hat. Schon an der Art und Weise, wie jemand eine Treppe heraufkommt, kann man hören, wie es um seine Gemütsverfassung bestellt ist. Das Leben gibt in Haltung und Bewegung sogar das ganz Individuelle und Private zu erkennen, auch das, was womöglich unausgesprochen bleiben soll.

Pneotherapeuten und Pneopäden erklären sich dazu bereit, ihr Fachwissen und ihre Erfahrungen gemeinsam mit ihren Patienten und Schülern gegen deren Nöte und Schwächen, gegen deren Unarten und Störungen einzusetzen, soweit ein solches Bündnis gewünscht wird. Es versteht sich von selbst, daß dabei Achtung und Bescheidenheit vor dem anderen Menschen die eigene Haltung mitbestimmen, daß Diskretion ebenso notwendig ist wie pünktliche Strenge, wie Geduld und Nachsicht.

Welche Erfolge mit einer pneotherapeutischen Behandlung erzielt werden können, zeigen die folgenden Fallberichte.

Erstes Beispiel:

Die fünfundfünfzigjährige verheiratete Patientin hat ein astatisch-abatisches Syndrom, also eine Störung des Stehen- und Gehenkönnens. Sie ist Mutter von zwei Kindern und klagt darüber, daß sie beim Stehen und Gehen Unsicherheitsgefühle in den Beinen habe und manchmal hinfalle. Sie traue sich nur noch auf die Straße, wenn jemand sie begleite. Außerdem leide sie unter Kurzatmigkeit und allgemeiner Muskelschwäche. Sie spricht mit leiser und verhauchter Stimme, reckt beim Sitzen den Oberkörper vor und blickt den Gesprächspartner mit untertäniger Gebärde von unten herauf an. Die Patientin wurde indikationsgemäß über drei Jahre lang mit gruppenzentrierter analytischer Psychotherapie behandelt. Sie erhielt dabei als Mitglied einer Behandlungsgruppe nicht nur Gruppen-, sondern auch Einzelsitzungen. In die Behandlung wurden auch pneotherapeutische Maßnahmen integriert.

Während mehrerer Sitzungen bitte ich die Patientin, sich auf den Boden zu legen, einfach eine Hand irgendwo auf ihren Körper zu legen und sich dann vorzustellen, daß ihre Atmung in der Körpergegend geschieht, die sie mit ihrer Hand berührt. Tatsächlich scheint die Patientin daraufhin in diesem Zusammenhang etwas zu erleben. Es gelingt ihr, sich vorzustellen, daß die Spannung in ihren Körpergeweben gerade dort, wo sie ihre Hand hält, während der Ausatmung etwas nachläßt. Erstaunt berichtet sie, daß sie dort auch ihre Einatmung spüre. Sie erlebt den Vorgang auch deshalb als wohltuend, weil sich bei dieser Übung in den angesprochenen Körperregionen ein angenehmes Wärmegefühl einstellt. Außerdem erlebt sie ihre Hände intensiver als zuvor. Ihr ist zumute, als sei sie „ganz Hand". Gleichzeitig erlebt sie aber auch den Werkzeugcharakter ihrer Hände, während sie sie mit ihrem Bewußtsein durchdringt.

Durch kleine Fingerbewegungsspiele werden diese gefühlsreichen Erlebnisse weiter ergänzt. Am Ende der Sitzungen stellt sie erstaunt fest, daß ihre Kurzluftigkeit verschwunden ist, ohne daß wir ausdrücklich Atemübungen gemacht haben.

Erst wenn ein Mensch ernsthaft dazu entschlossen ist, sein bisheriges Verhalten nicht nur in Frage zu stellen, sondern abzulegen, indem er sich beharrlich in der mit ihm gemeinsam erarbeiteten Weise warmherzig seinem eigenen Leibe zuwendet, können sich die gewünschten Behandlungsergebnisse einstellen.

Durch Fühlen, Hinspüren und Bewegen erarbeitet die Patientin im Laufe vieler Sitzungen ein neues Bewußtsein ihres Körpers und für ihren Körper. Sie nimmt ihn seit frühen Kindheitstagen sicherlich zum ersten Mal wieder in Besitz. Sie lernt, ihre Atmung unmanipuliert geschehen zu lassen, und sie ist erstaunt darüber, wie ungehindert der Atem in sie einströmt. Jetzt allmählich können wir Sprech- und Singübungen ansetzen und so die Atem- und Lebenskraft erhöhen. Als ich dieser Patientin anfangs angeboten habe, mit Hilfe von Tanzmusik zu arbeiten, stieß ich auf heftige Ablehnung. Denn sie verband mit Tanzmusik die Vorstellung festgelegter Tanzstundenschritte und erinnerte sich an ihre Tanzstunden nur mit großem Schrekken. Sie sei nach kurzer Zeit von niemandem mehr aufgefordert worden, weil sie alle Partner durch die Unbeholfenheit ihrer Beine immer sofort aus dem Takt gebracht habe. Am schlimmsten sei es ihr mit den Partnern ergangen, die sie besonders gemocht habe. In dem verkrampften Bemühen, es ihnen recht zu machen, habe sie sich schier selbst auf die Füße getreten. Sie könne sich eben keine Tanzschritte merken. Darum lehne sie für sich Gesellschaftstanz und Tanzmusik ab.

Wir verwenden daher bei ihr in der Pneotherapie zunächst nur klassische Musik. In den Einzelstunden steht ihr ein großer Raum allein zur Verfügung. Ich bitte sie, sich irgendwo im Raum einen ihr angenehmen Platz zu suchen. Sie stellt sich in die Nähe einer Wand.

Ich erkläre ihr, daß es jetzt darauf ankommt, die Musik einfach nur in sich aufzunehmen und, am Ort verweilend, sich den Fantasien und Bewegungsimpulsen zu überlassen, die von der Musik vielleicht in ihr wachgerufen werden.

Die Patientin schließt die Augen. Als sie eine Weile der Musik gelauscht hat, kann ich aus ihrem Gesichtsausdruck entnehmen, daß ihr die Musik gefällt. Schließlich setzt sie einen Fuß ein Stück nach vorn und bleibt ein wenig unsicher und hin- und herschwankend in Schrittstellung stehen. Ich schlage ihr vor, noch einmal zu beginnen und zunächst auf jeden Fall mit beiden Füßen an ihrem Platz stehenzubleiben. Sie soll die Musik nur aufnehmen und die in ihr aufsteigenden Impulse noch nicht in Bewegungen und Handeln umsetzen.

Die Symptomatik der Patientin, also unser gemeinsamer Gegner, besteht darin, daß sie beim Gehen unterläßt, den Boden mit den Füßen zu ergreifen. Einerseits scheint sie die Erde negativ zu bewerten, sie ist ihr zu tief und zu fern. Andererseits scheint es, als wolle sie die Erde verschonen und nicht mit ihrem Körpergewicht belasten, dem Boden das Tragen ihres Gewichtes nicht zumuten. Hier liegt eine sperrige Ambivalenz vor, wie es für Neurosen typisch ist. Sie kommt sich zu schwer vor und zu schade zugleich für diese Welt. Unser pneotherapeutisches Konzept besteht darin, sie mit Hilfe der Musik und der dadurch ausgelösten Bewegungen zu ermuntern, sich mit dem eigenen Standort neu auseinanderzusetzen.

In unseren ersten Ansätzen soll sich die Patientin zunächst noch den in ihr ausgelösten Bewegungsimpulsen widersetzen und stehenbleiben. Dann soll sie von den Bewegungsimpulsen nur so viel zulassen, daß sie sie selbst schon deutlich spüren kann, ohne daß äußerlich etwas sichtbar wird.

Ohne den Reiz der Musik hätte sich die Patientin mit hängenden Schultern brav an einen Platz gestellt und hätte nicht erlebt, daß sie sicher stehen kann. So jedoch steht sie nicht versteinert. In jedem Gelenk ereignet sich ein von außen kaum wahrnehmbares Bewegungsspiel, das sich mehr und mehr dem ganzen Organismus und vor allem auch ihrem Bewußtsein mitteilt.

Nach dieser Sitzung ließ sich an ihrem Gang deutlich erkennen, daß sie ein Stück von der Erde neu für sich erobert hat. Damit zugleich war sie aber auch irdischer geworden. Sie ging sicherer als je zuvor, angeregt und besinnlich.

In einer anderen Sitzung, in der wir wieder mit Musik arbeiteten, gelangten wir zu der weitergehenden Aufgabenstellung, sich von der Musik in ein Bewegungsspiel leiten zu lassen, wobei nur noch die Füße sich nicht beteiligen, sondern an ihrem Standort stehenbleiben sollten. Nach kurzer Zeit des Lauschens begann sie, sich in der Körpermitte zu wiegen. Zunehmende Bewegungslust schien von der Leibesmitte durch die Knie bis in den Boden zu strömen und gleichzeitig aufzusteigen in den Oberkörper, durch die Schultern bis in die Arme und Hände, in Hals und Kopf und Augen. Aus diesem Reichtum an Impulsen und Empfindungen entstanden individuelle unnachahmliche, anmutige und harmonische Bewegungsformen mit einer beglückenden Ausstrahlung. Die Patientin war nach dieser Sitzung froh und zuversichtlich.

In der folgenden Zeit erwies sich, daß damit ein wichtiger Schritt zur Bewältigung ihrer Ängste gelungen war. Mit der Befreiung ihrer Atmung durch die geschilderten Haltungs- und Bewegungsübungen hatte sie Sicherheit gewonnen für ihr Gehen und Stehen. Unsere pneotherapeutische Arbeit hatte hier die neurotische Symptomatik unmittelbar stellen und überwinden können.

In einer der darauffolgenden pneotherapeutischen Gruppensitzungen arbeiten wir folgendermaßen: Die Gruppenteilnehmer stellen sich paarweise auf. Einer der beiden Partner ist der Übende, der andere assistiert ihm und tritt in Schrittstellung hinter ihn. Es kommt nun darauf an, sich im Stand in aufrechter Haltung zu ordnen und dann nach hinten fallen zu lassen, ohne sich selbst, wie sonst üblich, mit Hilfe eines Schrittes nach hinten aufzufangen. Das Auffangen soll schon nach wenigen Zentimetern vom Übungspartner besorgt werden, der den Übenden abstützt und ihn dann sogleich wieder in die Senkrechte aufrichtet. Hier ist die bereits geschilderte Hochmut-Ambivalenz bei der Patientin noch voll wirksam. Was sie der Erde gegenüber inzwischen erlernt und entwickelt hat, das kann sie gegenüber einem anderen Menschen noch nicht. Einerseits wagt sie nicht, ihm von ihrem Gewicht etwas aufzubürden. Andererseits schreckt sie davor zurück, sich selbst einem fremden, nicht auf Herz und Nieren geprüften und für würdig befundenen Menschen anzuvertrauen. Sie hat Angst vor dem anderen Menschen, von dem sie befürchtet, daß er ihr nicht gewachsen ist, aber auch Angst vor dem eigenen

Gewicht, das sind knapp fünfzig Kilogramm. Und sie hat Angst vor jeglicher Übung.

Erst nachdem die darin zum Ausdruck kommende Hochmut-Ambivalenz für sie durchschaubar geworden war und erst nachdem sie in vielen Vorübungen anderen Hilfestellung gegeben hatte, die wesentlich schwerer waren als sie selbst, ist sie zu einem eigenen Fallversuch bereit. Wir führen die Übung jetzt so aus, daß sich ein Hilfestellung gebender Partner vor ihr und einer hinter ihr aufstellt. Die möglichen Pendelausschläge werden zunächst ganz klein gehalten und erst, als wir an ihrer freier werdenden Atmung bemerken, daß sie sich aus ihrer inneren Verstiegenheit herabläßt und Vertrauen faßt, wagen wir es, den Bewegungsausschlag etwas zu vergrößern.

In dem Moment, wo es ihr gelingt, sich nicht durch Anhalten der Atmung gegen die Bewegung zu sperren, sondern mit einem erlösenden Aufatmen sich in die stützenden Hände des Übungspartners fallen zu lassen, wird sie irdischer und menschlicher zugleich.

Sie berichtet eine Woche später, daß sie auf einem Ball gewesen sei. Dort habe sie beim Tanzen ganz neue Erfahrungen machen können. Sie habe sich zum ersten Mal getraut, sich ihrem Tanzpartner als ebenbürtiger Partner gegenüberzustellen. Erstaunlicherweise sei dadurch das Tanzen viel besser gegangen. Sie könne sich jetzt sogar vorstellen, daß einem Menschen Gesellschaftstanz Spaß macht.

Jede funktionelle Umstellung und jede Veränderung der Persönlichkeit eines Menschen brauchen ihre Zeit. Wir gehen deshalb bei jeder Behandlung, die wir beginnen, davon aus, daß wir einen zeitaufwendigen Entwicklungsprozeß einleiten, den es entsprechend zu betreuen gilt. Wir dürfen aber auch nicht außer acht lassen, daß gelegentlich eine einzige Behandlungssitzung ausreicht, um dem Patienten mit unserer Arbeit in einer Weise beizustehen, daß er grundlegende Änderungen in seinem Verhalten und in seinem Leben vornimmt.

Man darf sich folglich durch die Kürze der Arbeitsmöglichkeiten nicht entmutigen lassen, wenn gelegentlich beispielsweise nur ein einziger Behandlungstermin zur Verfügung steht. Mit dem Patienten, über den ich jetzt berichte, konnte ich nur einmal arbeiten, und doch hat er davon, wie ich erfahren habe, einen bleibenden Gewinn gehabt.

Es handelt sich um einen von weither angereisten vierzigjährigen verheirateten Mann, Vater von drei Kindern. Er klagt über starke Rückenbeschwerden im Lendenbereich. Er habe dauernd Anfälle von Hexenschuß und könne sich dann kaum noch rühren.

Schon an seiner Haltung und an seinem Gang ist die Not deutlich erkennbar. Er geht, als ob er einen Besenstiel verschluckt hätte und führt alle Dreh- und Beugebewegungen des Kopfes und des Rumpfes nur sehr vermindert und im Zeitlupentempo aus. Diese Schonhaltung gibt er auch nach einer chirotherapeutischen Behandlung nicht auf, obgleich es dabei gelingt, die funktionellen Blockierungen von Bewegungssegmenten zu beheben. Er hat offensichtlich die Tendenz, sich weit aus dem Becken nach oben herauszuziehen und sich dabei möglichst steif zu machen, um so einem möglichen Schmerz vorzubeugen, der wieder in seine Lendenwirbelsäule einschießen könnte.

Ich bitte ihn, sich einmal so behutsam auf einen Stuhl zu setzen, daß beim Niedersetzen kein Geräusch entsteht. Er soll versuchen, mit dem Rücken und dem Gesäß während der Bewegung zum Stuhl hinzufühlen.

Der ganze Bewegungsablauf geschieht in der Abspannung. Er soll dabei auf „pf" ausatmen. Zögernd willigt er ein, stützt sich aber dabei mit den Händen auf den Knien ab. Es geht besser, als er vermutet hat. Nun bitte ich ihn, sich gut auf dem Stuhl einzurichten. Das Gesäß nimmt die ganze Sitzfläche in Anspruch, der Rücken wird von der Lehne gestützt. Die Füße stehen flächig auf dem Boden und tragen das Gewicht der Beine. Der Patient sitzt immer noch mit verkrampfter Bauchdecke und hochgezogenen Schultern auf dem Stuhl. Mit Hilfe von seufzenden Ausatmungen gelingt es, den Brustkorb zu entspannen. Ich bitte ihn, die Bauchdecke etwas zu lösen und die Eingeweide einfach plumpsen zu lassen.

In diesem Moment überwältigt ihn ein Aufseufzen. Er lehnt sich entspannt in den Stuhl zurück. So bequem habe er lange nicht gesessen, meint er, und seinen Bauch erlebe er überhaupt zum ersten Mal.

Jetzt üben wir das Aufstehen auch mit der Ausatmung auf „pf". Im Stehen läßt er die nach der Ausatmung natürliche Pause ungestört und wartet die neue Einatmung ab. Das Hinsetzen ebenso wie das Aufstehen geschehen immer in der Ausatmung auf „pf". Nach einigem Üben entwickelt sich im Rücken eine wohlige Geschmeidigkeit. Der Patient bemerkt außerdem in der alten Schmerzregion ein ihm angenehmes Wärmegefühl.

Zum Schluß machen wir im Stehen noch eine Schwingeübung, um das ganze Atemgeschehen auch im Beckengürtel noch mehr anzuregen. Er soll in die Ausatmung hinein summen. Die Atmung hat sich in erstaunlicher Weise geordnet.

Beim Abschied meint der Patient strahlend, seit Monaten habe er jetzt zum ersten Mal keine Schmerzen mehr. Dann reist er ab. Nach einigen Wochen wird uns ein großer und schöner Blumenstrauß ins Haus gebracht. Er ist von diesem Patienten. Er schreibt dazu, daß jene einzige atemtherapeutische Anwendung seine Beschwerden restlos behoben habe.

Eine sechzigjährige, gleichfalls von weither angereiste verheiratete Frau klagt über Benommenheit im Kopf und Übererregbarkeit. Die Patientin atmet ausgesprochen flach und träge. Das Brustbein ist eingesunken und nimmt an der geringen Atembewegung nicht teil.

Auf diese auffallende Fehlatmung angesprochen, berichtet sie, daß sie einen operativen Eingriff an der rechten Lunge hinter sich habe. Das Lungenfell sei in dieser Gegend stark verschwartet. Dadurch sei sie nur zu so kleinen Atemzügen in der Lage. Im Krankenhaus habe man zwar versucht, mit Atemgymnastik ihren Zustand zu verbessern, aber das sei wegen der dabei auftretenden heftigen Schmerzen eine einzige Quälerei gewesen, und davon wolle sie nun nichts mehr wissen. Sie macht ihre Zustimmung zu pneotherapeutischen Maßnahmen davon abhängig, daß sie dadurch keine Schmerzen bekomme. Das wird ihr zugesichert. Daraufhin willigt sie ein. Ich ändere nichts an ihrer augenblicklichen Körperhaltung, sondern bitte sie nur, so wie sie jetzt sitzt, ihre rechte Hand, die auf ihrem rechten Oberschenkel ruht, wie einen Zeichenstift zu benutzen und damit die Atembewegung für uns auch äußerlich sichtbar zu machen. Mit der Ausatmung soll sie die auf dem Oberschenkel ruhende Hand nur so weit nach vorn schieben, wie die Ausatmung lang ist.

Tatsächlich zieht sie die Hand übereinstimmend mit der Einatmung wieder zurück. Trotzdem dauert es eine geraume Zeit, bis sie die Übereinstimmung von

Atmung und Bewegung selbst bemerkt. Um ihr dieses Erleben zu erleichtern, lasse ich sie ihre Ausatmung zusätzlich mit einem „s" hörbar machen. Nach einer Weile führt sie ihre Hand im Maß der Atmung auf dem Oberschenkel hin und her. Nach der Ausatmung stellt sich nach kurzer Zeit von selbst eine kleine Pause ein.

Plötzlich wird die Frau mitten in der Übung von einem Einatmungshunger überwältigt. Sie muß den Mund öffnen, die Schultern und das Brustbein hochziehen, um mit dem Impuls fertig zu werden. Die mächtige Atemwelle setzt sich bis in die Ausatmung hinein in einem spontanen Seufzer fort.

Die Patientin ist richtig erschrocken über dieses Aufatmen, das da mit verwandelnder Kraft durch ihren ganzen Körper gegangen ist. Am meisten erstaunt es sie, daß dabei keine Schmerzen aufgetreten sind.

Die Patientin muß nach der Behandlung wieder abreisen. Wir haben keine Möglichkeit, weitere Termine miteinander zu verabreden. Ein paar Tage später ruft sie an und berichtet, die Behandlung habe ihr so gut getan, daß sie das noch gar nicht fassen könne. Sie möchte gern weiter pneotherapeutisch arbeiten und erbittet von mir Anschriften von Pneotherapeuten, die in ihrer Gegend wohnen.

Bei dem Folgenden handelt es sich um keine Krankenbehandlung, also nicht um Pneotherapie, sondern um Arbeit an Atmung, Haltung und Stimme zur Förderung der persönlichen Entwicklung, also um Pneopädie.

Der Mann ist fünfunddreißig Jahre alt. Er ist geschieden und hat eine Tochter. Er hat den Wunsch, auf dem Gebiet der Atem- und Stimmarbeit etwas für sich zu tun. Ein Freund arbeite in einer anderen Stadt bei einer Pneopädin und habe ihm begeistert darüber berichtet. Während der ersten Behandlungssitzungen entdecken wir im Bereich von Atmung und Bewegung Hemmungen, die die Ausdruckskraft seiner Lebendigkeit auf vielen Gebieten mindern.

Er hat Schwierigkeiten beim Nachgeben in der Ausatmung, dadurch steht der Brustkorb ziemlich fest. Die Stimme klingt gequetscht. Er artikuliert schlecht. Im Bereich der Bewegung schämt er sich, seinen Empfindungen Ausdruck zu verleihen. Es sei ihm schon immer peinlich gewesen, wenn andere Menschen Einblick in seine Gefühle bekommen hätten. Er sagt aber auch, daß er nun wünsche, diese Hemmungen loszuwerden, denn er habe inzwischen gemerkt, daß man, wenn man zu anderen Menschen Kontakte wünscht, seine Gefühle nicht aussperren darf.

Am ängstlichsten ist er vor allem, was mit Aggressivität, also mit Angriffslust zusammenhängen könnte. Ich wähle deshalb als erstes Mittel unserer pneopädischen Arbeit die Artikulation. Wir beginnen vorrangig mit Explosivlauten, die die Atemlebendigkeit besonders stark anregen. Das Ansammeln von Spannung, das kurze Verhalten und die dann explosionsartig erfolgende Lösung sind kurze aggressive Einsätze.

Ich versuche, bei ihm die Lust am Knacken und Kauen der Sprache zu wecken. Erst wenn ich einen Satz wie eine Nuß in meinem Mund knacken und zurechtkauen kann, gebe ich den Explosivlauten die richtige Kraft mit, und die Vokale entfalten die in ihnen bereitliegende Farbigkeit. Auch die Gedanken gewinnen dadurch an Aussagekraft. Ich werde auf diese Weise von meinen Gesprächspartnern besser wahrgenommen.

Wie erwartet, gibt es hier für den Lernenden große innere Widerstände. Er ist als Kind immer mit offenem

Mund herumgelaufen, offenbar weil er wegen Polypen durch die Nase schlecht Luft bekommen hatte. Sein Vater hatte ihn deswegen oft gehänselt und ihm vorgeworfen, daß nur dumme Kinder durch den Mund atmen. Da hatte er sich diese Unart, wie er es selbst nannte, von allein abgewöhnen können, indem er vor dem Spiegel geübt habe, immer die Lippen zusammenzupressen. Schließlich habe er den Mund geschlossen halten können. Seine Lippen seien allerdings dadurch schmal geworden.

Ich lasse ihn mit der Zunge den ganzen Mundinnenraum abspüren und dabei die Unterschiede von Weichheit und Festigkeit entdecken. Bevor wir eine Sprechübung beginnen, soll er erst mit der Zungenspitze die Lippen befeuchten und nachzeichnen und sie in ihrer Form neu in seinem Bewußtsein wahrnehmen. Dadurch verliert sich mit der Zeit die übermäßige Anspannung des Mundes.

Zwischendurch lasse ich ihn immer wieder einmal das Kinderspiel „Brummlippchen" üben. Auch einen Schmollmund zu üben, ist für ihn hilfreich.

Dabei schleicht sich bei ihm immer wieder die bange Frage ein, ob er denn nun nicht zu blöd wirke. Den Begriff „blöd" nehme ich als Übungsthema in die weitere Arbeit auf. Ich bitte ihn, seine Gesichts- und Halsmuskeln spielerisch zu bewegen. Später gilt es, einfach einmal Fratzen zu schneiden. Auch die Stimme soll sich an diesem Spiel beteiligen. Er braucht eine Weile, um sich mit dieser Übung zurechtzufinden. Allmählich wächst seine Entdeckungslust, und er beginnt mit Neugier immer eifriger zu grimassieren. Seine Freude an der Übung ist deutlich zu spüren. Er meint schließlich gegen Ende der Sitzung: „So beweglich und lebendig gefällt mir mein Gesicht richtig gut. Ich bin ganz erstaunt über die große Ausdrucksmöglichkeit."

Zu Beginn der nächsten Stunde erzählt er, man habe ihn in seiner Firma darauf angesprochen, daß er ja jetzt manchmal richtig freundlich aussehe. Dieser unerwartete Zuspruch von anderer Seite gibt ihm Mut, den eingeschlagenen Weg weiterzugehen. Das Tönen macht ihm von jetzt ab weniger Schwierigkeiten. Er neigt allerdings dazu, nicht mit Gelassenheit dem Einatemimpuls zu vertrauen, sondern voreilig durch die Nase einzuatmen und so seine Brust vollzupumpen.

Am Klang der Stimme, die nach erfolgter Hochatmung sofort gequetscht wirkt, lernt er allmählich, den Fehler selbst zu hören. Sobald es ihm gelingt, beim Absetzen eines Tones auch das Zwerchfell federnd freizugeben, erfolgt die neue Einatmung für ihn merklich in diese Weite hinein. Die Stimmbänder bleiben folglich lang. Er lernt es, bei der Gestaltung des neuen Tones seine Resonanzräume zu beteiligen. Durch das Singen ändert sich seine Atemlebendigkeit vorteilhaft und nachhaltig.

Jetzt fällt ihm auf, daß er sich früher beim Autofahren oft sehr verspannt hat, ohne es zu bemerken. Plötzlich habe er dann nicht mehr richtig Luft bekommen und Schmerzen in der Gegend des Brustbeines verspürt. Jetzt lockere er im Auto immer als erstes seinen Gürtel und mache es sich bequem. Zustände von Atemnot seien in letzter Zeit nicht mehr aufgetreten. Außerdem habe er besseren Stuhlgang. Er fragt, ob das auch mit unserer Arbeit zusammenhänge könne.

3

Atem und Stimme *

* Als Vortrag gehalten am 29.10.59 in Friedrichroda (Kongreß der
Gesellschaft für physikalisch-diätetische Medizin).
Auszugsweise erschienen in: VOGLER, P. (Hrsg.):
Grundfunktionen. Thieme (VEB), Leipzig 1961,
S. 91-94, 100-102, 170.

Der Leib des Menschen ist Träger unzähliger Funktionen, die sämtlich an gewisse Strukturen, an biochemische Abläufe, an einzelne Organe und ihr Zusammenspiel gebunden sind.

Organe sind die Leibgestalt von Funktionen. Sie sind quasi Werkzeuge, mit denen der Mensch nicht nur auch identisch ist, sondern die er zugleich gegenständlich besitzt, mit denen er mehr oder minder, gut oder schlecht umgehen kann.

Es ist nicht zu verwundern, daß die Durchsicht der über Atem und Stimme vorliegenden Literatur bevorzugt über Werkzeuge handelt, mit denen die Atmung bewerkstelligt und die Stimme erzeugt wird. Die Einsicht, daß Atem und Stimme etwas anderes sind, als die Atem- und Stimmwerkzeuge, schmälert nicht die großen Verdienste der auf diesen Gebieten durch die Anatomie, Physiologie, physiologische Chemie, Pathologie und andere Fächer geleistete Werkzeugforschung. Funktionell gesehen ist die Atmung ein primär autonomes Geschehen. Atmung ist in Ordnung, wenn sie einfach geschehen darf. Kein einziger Muskel muß willkürlich innerviert werden, um sie zu unterhalten. Während sich in der Entwicklungsgeschichte die Aufnahme- und Ausscheidungsorgane für die festen und flüssigen

Durchgänge durch unseren Organismus voneinander getrennt haben, ist der Urmundcharakter der Atmungsorgane erhalten geblieben. Das heißt, daß das Ein- und Ausströmen des Atems durch dieselbe Öffnung erfolgt. Unermüdlich wechseln sich zentripetale und zentrifugale Austauschvorgänge zwischen dem Individuum und seiner Umwelt ab. Die in der Lunge zur Verfügung stehende Kontaktfläche zwischen Individuum und Umwelt ist die ausgedehnteste, die wir besitzen.

Der Urmundcharakter der Atemwege hat zur Folge, daß die einzelnen Phasen der Atmungsfunktion viel unmittelbarer aufeinander wirken, als dies bei anderen Funktionen erkennbar ist. Dieser Umstand ist sowohl für die Physiopathologie als auch für die Therapie bedeutungsvoll.

Die Lungen sind nicht nur eine mächtige Kreislaufprovinz des großen Kreislaufes, sie sind darüber hinaus das einzige Erfolgsorgan des kleinen Kreislaufes, also des rechten Herzens. Jede Atembewegung verändert den Blutkreislauf im Ganzen und in allen Organen. Das liegt daran, daß mit jedem Atemzug Zwerchfell, Brustkorb, Bauchdecken und zahlreiche weitere Muskeln bewegt, Druckdifferenzen erzeugt und die örtlichen Organbeziehungen geändert werden.

Besondere Bedeutung besitzt die Relation zwischen Atmung und Haltung. Die rhythmische Zusammenziehung der Lunge teilt sich offenbar allem anderen Gewebe mit. Die BENNINGHOFFsche Lehre von den Wickelungen kann hier zum besseren Verständnis herangezogen werden. Es sieht so aus, als könne der Mensch sich bei jedem Atemzug immer wieder aufrichten in seinem labilen Gleichgewicht zu lockerem Wiegen seines Leibes und zur Hoffnung auf einen nächsten schöpferischen Impuls für eine neue Einatmung.

Jeder Atemzug verändert den Grad der Beckenneigung, den Grad der physiologischen Krümmungen der Wirbelsäule und hält damit den ganzen Organismus in einem steten rhythmischen Bewegungsspiel, das sich nicht nur - wie beim Kreislauf - auf den Leib selbst, sondern auf seine immerwährende Wechselbeziehung zur Umwelt auswirkt. Die Atmung hat demnach auch eine die Körperhaltung steuernde Funktion.

Der draufgängerische, häufig beim Militär idealisierte Hochatmertyp nach dem Muster: „Brust raus, Bauch rein!" und der kontaktschwache, schlaffe Bauchatmer mit eingefallenem Brustkorb sind sattsam bekannt als Beispiele dafür, wie sich Atemtyp mit Haltung und Verhalten deckt. Das ist vor allem auch unter therapeutischen Gesichtspunkten bedeutsam, weil es möglich ist, durch Veränderung des Atemtyps Konstitution und Verhalten tiefgreifend zu beeinflussen.

Besondere Beachtung verdienen auch die Zusammenhänge, die sowohl zwischen Atmung und äußeren Einwirkungen als auch zwischen Atmung und Phantasiewelt bestehen.

Alle Gemütsbewegungen finden primären Ausdruck in der Atmung. Atemlose Stille, atemberaubende Spannung, Seufzen, Schluchzen, Kichern, Lachen, Stöhnen, Schreien, Jauchzen und Jubeln: In alldem sind Atem und zum Teil auch die Stimme Ausdrucksmittel.

Als Beispiel aus der Vorstellungswelt sei erwähnt, daß allein schon die Vorstellung, an etwas zu schnuppern, an einer Blume zu riechen, sofort Ringatmung mit Betonung des Unterleibes herstellt.

Vorstellungen mit dem Inhalt von Kontaktbezogenheit, Extraversion und Aggression verstärken die Brustatmung und schränken die Bewegungen im Bauchraum ein.

Vorstellungen mit dem Inhalt der Zurückgezogenheit, der Introversion und Selbstbesinnung beleben die Atembewegung im Bauchraum und dämpfen die oberen Atemräume.

Die intuitive Erfassung der Gestimmtheit von Gesprächspartnern geht weit weniger über deren Mimik als vielmehr über deren Atemgeschehen. Nur wird man sich dessen meist nicht bewußt.

Zur Atemtherapie, wie sie im mitteleuropäischen Raum gehandhabt wird, ist kurz zu sagen, daß sie ganz allgemein darauf abzielt, die Atmungsfunktion bei einem kranken Menschen wieder zu ordnen. Wie verschieden auch immer die Methoden sein mögen, zugrunde liegt offenbar überall die von Paul VOGLER im einzelnen begründete Vorstellung, daß eine wieder intakt gewordene Grundfunktion des Menschen auf die abhängigen verschiedenartigen Organfunktionen ordnend weiterwirkt.

Entsprechend dem alten Wort: „Medicus curat, natura sanat", das heißt „der Arzt pflegt, das Heilen besorgt die Natur", wird das, womit der Patient in seine Atmung eingreift, beiseite geräumt. Nach Möglichkeit wird der Patient so geführt, daß sich Verkrampfungen lösen, daß Aktivität und Willkür schweigen. Erforderlich sind genaue Beobachtung und Einfühlung in die individuelle Atmungsweise des Patienten seitens des Behandlers. Winzige Mitbewegungen mit einem Finger oder Zeh, mit Arm oder Bein des Patienten im Eigenrhythmus seiner hier und da noch spontanen Atembewegungen können zu tiefgreifenden Heilmaßnahmen werden.

Zum Lösen und Lassen gesellt sich das Einschwingen zunächst des Behandlers, danach auch des Patienten in dessen autonomen Atemrhythmus. Das ist schon fast die ganze Arbeitsaufgabe.

Wenn es weiterhin gelingt, seinen spontanen Atem-Rhythmus auch in den Alltag, zum Beispiel seiner Geh-, Eß- und Arbeitsbewegungen, hereinzuholen, ist sicher das meiste erreicht, was auf diesem Wege erreichbar ist. Und das ist sehr viel mehr, als im allgemeinen davon erwartet wird. Eine solche Atemtherapie hat vorwiegend passiven Charakter. Der Therapeut fördert das bionome Atemgeschehen, indem er ihm beisteht und sich ihm einfügt.

Dem Atem stellen sich einmal im Körperinneren, zum anderen von außen her Widerstände entgegen. Von **außen** kommende Widerstände sind in Bedingungen zu sehen, die den Atemraum einengen, was zum Beispiel durch unzweckmäßige Kleidung geschehen kann. Sie treffen hauptsächlich die Einatmung. Bei pneopädischem und pneotherapeutischem Vorgehen ist es selbstverständlich, auf etwa vorliegende äußere Atembehinderungen zu achten und gegebenenfalls für Befreiung der Atemwege und der Atembewegungen zu sorgen.

Es ist jedoch wichtig zu wissen, daß zu jeder Funktion normalerweise Widerstände gehören. Funktionsübungen erfolgen an Widerständen. Es kommt ganz besonders auf die Dosierung und den gezielten Einsatz von Widerständen an, wenn es gilt, Funktionsstörungen zu beheben und verkümmerte Funktionen neu zu beleben. Das ist der Grund dafür, daß Pneopäden bzw. -therapeuten einem Klienten/Patienten beispielsweise ihre Hand auf die Nierengegend legen und ihn auffordern, den Einatemstrom gegen Druck oder Berührung dieser Hand zu lenken.

Wie gesagt gibt es auch innerhalb des Organismus Vorgänge, die der Atmung, bevorzugt der Ausatmung, physiologischerweise Widerstand entgegensetzen. Es handelt sich um die Erzeugung von Lauten und Tönen beim Sprechen, Singen, Lachen, Schreien usw. Den Hauptanteil hat dabei die mit Hilfe der Sprechwerkzeuge artikulierte Sprache, die der Willkür untersteht und die als konsonantische Funktion zusammengefaßt werden könnte. Mit Hilfe der konsonantischen Funktion als Gegenspieler der Ausatmung ist es beispielsweise möglich, die Zwischenrippenmuskulatur zu stärken. Die Arbeit an Atem und Stimme mittels gezieltem konsonantischem Training gesellt sich als „aktives Vorgehen" zu den bereits beschriebenen einfühlsamen „passiven" Anwendungen auf dem Gebiet von Pneopädie bzw. -therapie.

Atem und konsonantische Funktion bedingen die Stimme, die sich uns als Sprech- oder Singstimme in Vokalen und stimmhaften Konsonanten kundgibt. Die Stimmbänder des Neugeborenen setzen der ersten Ausatmung Widerstand entgegen, und wir hören den lebensnotwendigen ersten Schrei, der ein artspezifisches Merkmal des Menschen ist. Ohne diesen Widerstand, diese Anregung durch den Gegenspieler, setzt das Zwerchfell beim Menschen seine Tätigkeit nicht fort. Dieser Schrei ist gleichzeitig Voraussetzung für die Umgestaltung des vorgeburtlichen Kreislaufes und des Herzens und damit für die neue Aufgabe, das Leben nunmehr außerhalb der Gebärmutter, also extrauterin zuführen.

Durch die mit Paul VOGLER als „Anfangsorgan" bezeichnete Stimme steht der Mensch bald in intensiver Wechselwirkung mit seiner Umwelt. Erziehung, Anpassung und Störungen aller Art decken vieles Ursprüngliche zu, das aus dem ersten Schrei für den Kundigen wahrnehmbar ist. Schrittweise bemächtigt sich das Kleinkind seiner Funktionen. Es ahmt die „Urlaute" „A", „I" und „U" nach, die ihm zunächst beim Lachen, Niesen und Husten spontan geschehen.

Allmählich lernt es, diese Laute willkürlich zu erzeugen. Nach und nach erweitert es seinen vokalischen Sprachschatz mit dem „E", dem die Inhalte der Empfindung, des Schmerzes und der Zärtlichkeit zugeschrieben werden, ferner mit dem „O", dem Laut des Staunens und der Affekte, sowie schließlich mit den Um- und Doppellauten.

Entwicklung ist störbar. Jedermann weiß, daß leider schon ein 5jähriges Kind, das nach seiner Mutter schreit, unter Umständen so eingeschüchtert sein kann, daß seine angeborene Lautkraft keinen Ausdruck mehr findet. Zwischen dem ersten Schrei, in dem sich die Anlage noch ungetrübt zu erkennen gibt und dem, was später daraus wird, bestehen oft gewaltige Unterschiede. Hier eröffnet sich das Arbeitsfeld von Pneopädie bzw. -therapie.

Sorgen und Nöte, Schwächen und Stärken, Gefühle, Unbestimmtheiten und Störungen aller Art teilen sich der Stimme mit, die zu den sekundären Geschlechtsmerkmalen des Menschen gehört.

Die Stimme ist eine Ausdrucksweise des Menschen. Sie ist zugleich für Erziehung, Bildung und Behandlung ein bedeutender Zugang zu den meisten organismischen Funktionsgefügen.

Die Schwingungen, die bei der Stimmbildung erzeugt werden, breiten sich im Organismus ihres Erzeugers aus. Je nachdem, welche Tonhöhe und was für ein Vokal gewählt wird, ergeben sich besondere Beziehungen zu den verschiedenen Organen und Organsystemen. Auf diese Weise ist über die Stimme die Möglichkeit zu individueller und organspezifischer Schwingungstherapie gegeben.

In der Stimme liegt ein höchst differenziertes und zielsicheres Instrument vor, dessen regulierendem Einfluß kein leibliches Funktionsgefüge entzogen ist. Das heißt, daß uns über Stimmbildung und Stimmtherapie eine hervorragende Möglichkeit gegeben ist, Krankheiten vorzubeugen und Krankheiten zu heilen. Dies geschieht in erster Linie durch Übungsarbeit an der Stimme des Patienten. Es geschieht schon durch den Stimmklang des Therapeuten, wie wir dies besonders eindrücklich beim Kleinkind feststellen können: Noch entscheidender als tröstende Worte sein können, ist die tröstende Stimme. Auch wenn Gehorsam geboten ist, kommt es - nicht nur beim Kind! - weniger auf den Inhalt einer Weisung als auf die Bestimmtheit an, die sich in Klang und Modulation der fordernden Stimme zu erkennen gibt.

Atem, Haltung und Stimme sind biologische Funktionen, sind Lebensäußerungen. Jede biologische Funktion ist übbar. Sie kann verkümmern und vollständig verlöschen, aber auch überschießen und sich damit zerstören, was beides gleichbedeutend ist mit partiellem Tod. Jede biologische Funktion kann aber auch harmonisch bezogen sein auf den Organismus, in dem sie geschieht und der ihr ihren Sinn gibt.

Die Art eines Tones, den ein Mensch mit seiner Stimme erzeugt, hängt einerseits von der genotypisch determinierten Bauweise der Stimmbänder und des Atem-, Stimmapparates ab. Andererseits ist es die Stimmung, die „Ausgangslage" im Sinne

OBROSSOWs, die die Stimme zu einem Ausdruck des Menschen macht. Man kann einen isolierten Kehlkopf auf einen Blasebalg montieren und damit Töne, nicht aber Stimme erzeugen in dem hier erörterten Sinne. Zum Erzeugen der Stimme muß das Menschliche des Menschen hinzukommen.

Der Mensch ist einerseits identisch mit seinem Leibe. Andererseits hat der Mensch seinen Leib als ein Gegenüber. Erst aus dieser Antithese, deren funktionelle Bewältigung menschliche Schicksalsaufgabe ist, läßt sich das Phänomen der menschlichen Stimme verstehen.

Einerseits bedient sich die Natur der Stimme, wenn der Mensch unwillkürlich aufschreit, wenn er in der Narkose spricht, wenn er hustet oder niest.

Andererseits kann der Mensch willkürlich seine Stimme wie ein Instrument behandeln und benutzen. Er kann der natürlichen Stimmfunktion Gedanken und Gefühle anvertrauen, sein ganzes Erleben in seiner Stimme offenbaren und mittels Sprache und Gesang vergegenwärtigen.

Hier liegen die Möglichkeiten für die Erziehung und die Behandlung des Menschen über Atem, Haltung und Stimme. Hier laufen die künstlerisch-pädagogischen, die alltagsüblichen und die kranken-behandelnden Wege zusammen.

Oft werden Fragen nach dem Atemrhythmus aufgeworfen. Es besteht weltweite Übereinstimmung in den Beobachtungen, daß der unwillkürliche Ruhe-Atemrhythmus dreiteilig ist. Nach der Ausatmung gibt es regelmäßig eine Pause. Dann erfolgt die neue Einatmung.

Clara SCHLAFFHORST und Hedwig ANDERSEN haben die drei Phasen als Anspannung (Einatmung), Abspannung (Ausatmung) und Lockerheit (Pause) gekennzeichnet. Es gibt aber auch einen zweiteiligen Atemrhythmus, der sich bei stärkerer körperlicher Inanspruchnahme von selbst einstellt, den wir auch bei Menschen in Gefahr antreffen oder beispielsweise als Hecheln eines Hundes, wenn es ihm heiß ist und er die Zunge weit aus dem Maul heraushängen läßt. Bei Yoga-Praktiken wird der zweiphasige Atemrhythmus oft als Feueratem bezeichnet und geübt.

Sobald die Atmung willkürlich gestaltet wird, ist jede andere Form von Rhythmisierung denkbar. Schließlich kann der Mensch seinen Atem jederzeit sogar anhalten. Er kann beispielsweise die eingeatmete Luft festhalten. Um in einem Experiment bei sich selbst zu beobachten, daß dies auch ohne Inanspruchnahme der Muskulatur des Brustkorbes möglich ist, legt man sich in Rückenlage eine Hand auf die Nabelgegend. Dann atmet man ganz langsam, also bewußt gebremst, ein und zählt dabei in Gedanken langsam bis sieben. Dann wartet man, ohne Stimmbänder oder Glottis zu schließen, noch ein Weilchen ab, ohne auszuatmen. Der unbekümmert Übende kann oft schon beim ersten Mal bemerken, wie sich die Muskulatur rund um den Rumpf in Höhe des Unterleibes meist ganz plötzlich anspannt. Er merkt, daß die Bauchdecken des Unterleibes sich ruckartig spannend vorwölben, und daß gleichzeitig der Oberbauch zwischen Nabel und Brustbein einsinkt. Es handelt sich bei dieser Erscheinung ganz einfach darum, daß sich beim Unterlassen der Ausatmung und bei offen gehaltenen Atemwegen reflektorisch ein neuer Einatmungsimpuls äußert.

Benutzt der Mensch die Atmungsvorgänge, um zu sprechen oder zu singen, entsteht **vor** der Ausatmung eine weitere Pause. Dann wird aus dem unwillkürlichen dreigeteilten Rhythmus von Einat-

mung, Ausatmung und Pause ein mindestens vier-
geteilter:

1. geschieht die Einatmung,

2. entsteht auch hier eine Pause, in der der Mensch
mit seiner Willkür, seinen Gedanken und Gefühlen
in seinen Atemraum gewissermaßen eintritt,

3. benutzt er die Ausatmung für Sprache oder
Gesang. Schließlich entsteht

4. nach der Tat des Sprechens oder Singens
wiederum eine Pause, diesmal für das dankbar-
fröhliche Abwarten des neuen Impulses zur nächsten Einatmung.

Der vierteilige Atemrhythmus wurde bereits von
KOFLER beschrieben. Er wird auch in den alt-
chinesischen und altindischen Überlieferungen
erwähnt.

Der vierteilige Atemrhythmus ist, wie gesagt,
gegenüber dem dreiteiligen durch eine weitere vom
Menschen willkürlich gesetzte Pause am Ende der
Einatmung charakterisiert, in der für einen kleinen
Augenblick die Atemspannung gehalten und dankbar genossen wird, während die Willkür ihren
Einsatz darauf richtet, noch einmal bewußt alle
von ihr versorgte Muskulatur loszulassen. Faßt sie
danach zu, dann eben in einem gewollten Verhältnis
zur daneben ablaufenden autonomen Funktion.
Dann ist die Gewähr gegeben, daß sich die Willkür,
wie SCHLAFFHORST sagt, „nicht auf Atem und
Stimme setzt", sondern sich beigesellt. Diese Pause
am Ende der Einatmung ist nur kurz. Sie ist uner-
läßliche Voraussetzung für den künstlerischen Einsatz der Stimme.

Das synergistisch-antagonistische System unserer
Atmung und Stimme ist eine menschliche, biologische Funktion. Jede Funktion wächst und entfaltet sich nur gegen einen Widerstand, gegen den

sie gerichtet ist und zu dem sie in einem Wechselverhältnis steht. Die Beziehung zu dem spezifischen
Widerstand ist Ursache der Funktionsübung und
damit der Funktionserhaltung. Am besten bekannt
sind diese Zusammenhänge von der Skelettmusku-
latur. Werden Gliedmaßen in Gips gelegt, so daß
ihnen die Möglichkeit genommen ist, mit ihrem
Gegenspieler weiter im Spiel zu bleiben, verkümmern sie.

In jeder Funktion wird quasi ein dialektisches
Prinzip sichtbar. Eigengesetzlichkeit trifft auf Gegengesetzlichkeit, auf Antinomie, in die sie eingebettet ist. Funktion ist Lösungsversuch, ist synergi-
stischer Antagonismus. Biologische Funktionen sind
daher zu begreifen als Ausdruck einer biologischen
Beziehung zwischen Gegensätzen. Die Untersuchung biologischer Funktionen müßte sich dementsprechend um Aufhellung des spezifischen,
synergistischen Antagonismus kümmern, der in der
jeweiligen Funktion liegt. Ein wichtiger Begriff, der
hierher gehört, ist die Bedrängnis. Dieser Begriff
soll besagen, daß der Mensch das Anwachsen antinomischer Spannungen als Drang verspürt mit der
Tendenz, diese Spannungen aufzuheben.

Weitgehende regelmäßige oder langanhaltende
Aufhebung derartiger Spannungen führt über Sattheit, Bequemlichkeit, Verweichlichung zum Tode.

Ihre vollständige Aufhebung ist gleichbedeutend
mit dem Tod. Demgegenüber können wir das Leben
nur dort wahrnehmen, wo es sich in Form von antinomischen Spannungen äußert. Sie nicht aufzuheben, sondern auszuhalten, aus dieser Bedrängnis
heraus eine neue Funktion zu entwickeln, die die
Antinomie zur Polarität erhebt, als solche erhält
und befruchtet, ist Ausdruck von Teilhaben am
Leben selbst.

Die von VOGLER als „Grundfunktionen" her-
ausgehobenen Funktionskreise sind „die Grund-
leistungen" der Anfangsorgane, d. h. jener „Organe,
die unmittelbar mit der Außenwelt in Verbindung
treten". Als Folge dieser unmittelbaren Beziehungen
zur Außenwelt haben die Grundfunktionen ihr
Charakteristikum darin, daß sie größenordnungs-
mäßig über die Wechselbeziehungen funktionstra-
gender Organe hinausreichen. In jeder Grundfunktion tritt nicht ein Organ, sondern ein Organismus mittels seiner sogenannten Anfangsorgane
in Beziehung zu der ihm antinomischen Welt, in
der er lebt. Daraus können wir, VOGLERs Ge-
dankengang weiterführend, schließen: Das antago-
nistische Prinzip jeder Grundfunktion liegt nur mit
einem Pol im menschlichen Organismus, mit dem
anderen Pol jedoch in seiner Welt. Grundfunktionen sind daran zu erkennen, daß ihr Synergismus
die Antinomie von Welt und Mensch als Polarität
zu begreifen gestattet.
Zur Erläuterung dieses Sachverhaltes folgen
zwei anthropologische Bemerkungen:
    1. Der Mensch kann die Welt nur mittels seiner
Organe wahrnehmen. Wirklich ist für ihn nur, was
wirkt, was in irgendeiner Form, und sei es mittelbar,
wie beispielsweise Radiowellen, mit Hilfe von Trans-
formationen auf seine Organe einzuwirken imstande ist.
    Wir wissen, daß der Mensch Organe besitzt, die
einerseits Stoffliches, andererseits Wellenförmiges
aufnehmen und verarbeiten. Die Urorgane En- und
Ektoderm mit ihren Fortentwicklungen scheinen -
wenn auch mit fließenden Übergängen - dafür repräsentativ zu sein. Das Entoderm dürfte in erster
Linie als Anfangsorgan zur stofflichen Welt, also als
Stoffwechselorgan, das Ektoderm in erster Linie als

Anfangsorgan zur Wellenwelt, also als Sinnesorgan, angesprochen werden. Stoff- und Wellenwelt sind aber offenbar identisch, sind schlechthin die Welt des Menschen, die dieser kraft seiner Einrichtung, seiner Anfangsorgane, eben nur als Stoff- und Wellenwelt wahrzunehmen vermag. Allerdings hat HEISENBERG 1927 bewiesen, daß es unmöglich ist, die Identität des Stoff- und des Wellenaspekts in einem einzigen Untersuchungsakt gleichzeitig festzustellen („Unbestimmtheitsrelation").

Erst der Mensch als Funktionseinheit höchster Größenordnung scheint imstande zu sein, die Gegengesetzlichkeit von Korpuskel und Welle zu umgreifen. Für ihn kann die Welt ungeteiltes Ganzes sein. Er hat die Fähigkeit, diese Antinomie als Polarität zu erleben.

Wenn der Mensch spricht oder singt, steht er vor der Aufgabe, gleichzeitig die substantielle Ausatemluft sowie die Schwingungen, die wir Stimme nennen, zu erzeugen. Er ist damit - wie schon RILKE sagte - das Instrument selbst, auf dem er spielt und zugleich der Spieler, der es zum Erklingen bringt. Daraus ergeben sich Ansätze für die Pathologie und die Therapie. Bei einer Störung kann der Schaden auf der instrumentalen Seite oder auf der Seite der Instrumentbenützung oder aber in jenem Bereich des Menschen liegen, in dem ihm diese beiden Seiten als polar zu koordinierendes Gegensatzpaar aufgegeben sind.

Die Stimme kann wegbleiben, weil die Stimmbänder schadhaft sind, aber auch, weil sie außer Funktion gesetzt werden, ohne defekt zu sein: Willentlich oder emotional bedingt durch Freude, Schmerz, Trauer, Schreck und dergleichen. Die Stimme kann aber auch wegbleiben, weil es nicht gelingt, die autonome Funktion und die Willkür miteinander zu verbünden. Ein Beispiel dafür ist der Stotterer.

Stimme ist nicht nur die Summe aus produzierter Luft plus Schwingung. Der ganze Mensch als Funktionseinheit höchster Ordnung erhebt kraft seiner Natur die Antinomie von Stoff und Energie zur polaren Eigentümlichkeit der einen, nämlich seiner Welt; er erschafft aus der Gegensätzlichkeit mit seiner Stimme immer wieder von Neuem die Einheit. In der Stimme wird der dialektische Gegensatz überwunden. Insofern ist die Stimme repräsentativ für die Natur des Menschen.

2. Der Mensch ist Spielender und Instrument zugleich. Die darin gegebene Antinomie besagt, daß der Mensch einerseits mit der Art und Weise des Funktionierens seiner Funktionen, mit seinem Leibe identisch, daß er leiblich ist. Sie besagt andererseits, daß der Mensch zu seinem Leibe und den darin gegebenen Funktionen in einem Verhältnis des Habens und also nicht nur des Seins steht, daß er leibhaftig ist. Beides ist offensichtlich. Beides ist durch Erfahrung zu erhärten. Dafür den Ausdruck Dualismus zu gebrauchen, wäre falsch. Der Mensch ist nicht nur vorhanden, sondern er ist sich und der Welt unaufhebbar zugleich gegenüber. Der leibliche Mensch geschieht wie irgendein anderes biologisches Geschehen, wie Pflanze und Tier. Er geschieht als biologischer Prozeß von Geburt bis Tod. Sein Funktionsablauf vollzieht sich ganz natürlich und von selbst. Insoweit er sich jedoch gegenüber und also leibhaftig ist, kann er in eigene Funktionen eingreifen, kann er mit sich „etwas machen".

Auch diese Antinomie kann nur der ganze Mensch als Funktionseinheit höchster Ordnung kraft seines Wesens als polar geordnete Einheit, als Identität, umgreifen. Jene Funktion, die die Antinomie von Leiblichkeit und Leibhaftigkeit in biologische Beziehung setzt, scheint überhaupt das spezifisch Menschliche der Menschennatur zu sein.

Die Identität der nur einen Welt, die sich hinter der Antinomie von Korpuskel und Welle, von Leiblichkeit und Leibhaftigkeit verbirgt und kundtut zugleich, wird nur im Erleben des Wahrnehmenden einleuchtend.

Die problematische Synthese heißt: Willkürliche Funktionsgestaltung, und zwar mit einer leibhaftigen Willkür, die eingebettet und getragen ist von autonomer, das heißt leiblicher Funktion.

Der Mensch durchlebt in seiner Entwicklung Phasen betonter Leiblichkeit abwechselnd mit Phasen betonter Leibhaftigkeit. Er kann sich in jede beider Möglichkeiten verlieren.

Auf der einen Seite steht der betont Entodermale, der Pykniker, der korpuskulare Leiblichkeitstyp, mit zentripetaler Tendenz bis hin zum Grenzfall schwerer Melancholie.

Auf der anderen Seite haben wir den ektodermal betonten Leptosomen, den Wellentyp mit zentrifugaler Tendenz, dessen Leibhaftigkeit bis zum Zerspaltensein von Ich und Leib im Grenzfall schizophrener Psychose führt.

Als eine mittlere gesunde Entwicklung sei gekennzeichnet, daß der Mensch, der sich als leiblich und zugleich als leibhaftig wahrnimmt, diese Antinomie mit seiner Identität immer neu durchdringt und überwindet und als ihm eigentümliche Polarität begreift.

Anders gesagt: Ein Mensch kann dann als gesund bezeichnet werden, wenn er seine autonomen Funktionsabläufe immer wieder mit seiner Willkür neu zum Einklang gestaltet, wenn seine Willkür ein guter Gastgeber für seine autonomen Funktionen, und seine autonomen Funktionen ein guter Gastgeber für seine Willkür sind.

Wenn es richtig ist, daß jede biologische Funktion sich nur an Widerstand entfalten und daran wachsen kann, dann gehört zur Therapie aller Funktionsstörungen ein Ordnen der funktionsspezifischen Widerstände. Das geschieht in der Tat. Bezeichnungen dafür sind Abhärtung, Training, Übung usw. Dadurch, daß der Mensch vielseitig körperlich tätig ist gegen den Widerstand der Erdanziehung, pflegt er die Funktionen seines Bewegungsapparates und damit seinen ganzen Organismus. Denn jede Pflege von Körperfunktionen zur Gewinnung oder Erhaltung ihres Optimums dient dem ganzen Organismus. Umgekehrt beeinträchtigen unentwickelte oder verkümmerte Körperfunktionen den ganzen Organismus, bzw. halten ihn unter seinem eigentlich möglichen, erblich vorgegebenen Niveau. Atem und Stimme sind Grundfunktionen, an denen diese anthropologischen Tatbestände besonders klar ablesbar sind.

Dem Menschen, sofern er als leiblich anzusehen ist, geschieht Atem und Laut, ob er schläft oder wacht. Der leibhaftige Mensch als das andere Extrem atmet selbst, er spricht und singt, er selber. Er macht etwas mit seinem Atem, er geht mit ihm gestaltend um. Damit wird hier die antinomische Verschiedenheit, nicht aber das natürliche Verhalten des Menschen geschildert.

Der antinomische Unterschied wird oft zutreffend zum Ausdruck gebracht, wenn es einerseits heißt: „Ich atme" oder aber „es atmet mich" (J. H. SCHULTZ).

Bei kaum einer anderen Grundfunktion wird die Problematik der Leibhaftigkeit des leiblichen Menschen, bzw. die Problematik der Leiblichkeit des leibhaftigen Menschen so offensichtlich wie bei der Atmung und bei der Stimme.

Die Atmung ist eine Funktion, an der zunächst wie bei aller Muskeltätigkeit das Gegenspiel gegen die Schwerkraft erkennbar ist. Alle normalerweise auftretenden atmosphärischen Druckdifferenzen und solche im Brustinnenraum sind unter anderem als Erdanziehungsfolgen zu verstehen.

Im schwerelosen Raum dürften auch für die Atmung andere Verhältnisse herrschen. Mit dem Widerstand der Stimmbänder und der weiteren Sprechwerkzeuge beim Sprechen und Singen erwächst der Lunge und der Atemmuskulatur in der konsonantischen Funktion ein neuer Antagonist. Die gleichen Funktionsträger, die schon bei der Atmung wirken, erhalten dadurch eine qualitativ neue Bedeutung. Sie beginnen mit dem Gewinn der Stimme eine neue Funktion, die übbar ist und speziell dem Menschen zugehört. Wenn der Mensch die artspezifisch menschliche Funktion seiner Atem und Konsonantik umspannenden Stimme durch regelmäßige Übung zu optimaler Entfaltung bringt, dürfte das nicht nur für seine sogenannten animalischen Bereiche, sondern vor allem auch für das Menschliche an der biologischen Einheit, die er darstellt, von größtem Nutzen sein.

4

Atem und Stimme in Psychotherapie und Praxis *

* Nach einem Vortrag, gehalten am 29.4.60, gelegentlich des
  III. Kongresses der Deutschen Gesellschaft für Psychotherapie
  und Tiefenpsychologie in Wiesbaden.
  In: Atem und Mensch 4 (1960) 1-7.
  sowie in:
  HEYER-GROTE, Lucy (Hrsg.): Atemschulung als Element der
  Psychotherapie. Wiss. Buchges. Darmstadt 1970, S. 179-187.

Es gab Zeiten, in denen Krankenbehandlung mit seelischen Mitteln ausschließlich Atemtherapie war oder aber unter dieser Bezeichnung zusammengefaßt wurde. In der Grabkammer einer Pyramide heißt ein Sinnspruch zur Differenzierung therapeutischer Verfahren: „Das Gift ist bäuerlich, das Messer bürgerlich, der Atem königlich!" In dieser zutreffend anthropomorphen Strukturierung, von der jegliche Therapieform umfaßt wird, finden wir erstens den substantiellen, im Bild als bäuerlich bezeichneten Aspekt, der alle Arzneigabe und alle Diät einschließt, zweitens den lokomotorischen als bürgerlich bebilderten Aspekt, der alle Eingriffe mit dem Ziel innerleiblicher Umortungen meint, und drittens den als königlich angesprochenen Aspekt der Feldveränderungen, der mittels Schwingungen oder Strahlungen geschieht und gelegentlich auf dem Weg über Sinnesorgane und Vorstellungswelt des Patienten wirksam wird.

Ursprünglich waren sowohl im chinesischen als auch im indischen, orientalischen und griechischen Raum Worte für Atem, Hauch, Geist, Seele, Zwerchfell, Gedanken, Wort und Stimme Synonyma. Am geläufigsten dafür sind Ruach (hebr.), Nus und Logos oder Phren (griech.), Zwerchfell und Geist, und Phrenes, die Gedanken.

Historisch betrachtet ist die Psychoanalyse ein junger Zweig am Baum der Atemtherapie, an jenem Baum, der nicht erst seit der Zeit des HIPPO-KRATES und also nicht erst in Epidauros und Knidos vorhanden war.

Dieses Ahnengut in unserer analytischen Arbeit, bzw. überhaupt in der Krankenbehandlung, wieder fruchtbar zu machen, ist ergiebige Aufgabe. Sigmund FREUD hat mit seiner **an das Wort** gebundenen Psychoanalyse die königliche Therapie der alten Menschheit für die Medizin wieder aus dem Dunkel der Vergessenheit herausgehoben. - Es gibt gewiß kaum einen Analytiker, der nicht auch die Stimme seiner Patienten und deren Atemgeschehen wahrnimmt und daraus Schlüsse zieht. Aus Chicago kommt von MOSES eine einschlägige Monographie. Die Zahl derer, die ausdrücklich atemtherapeutisch vorgehen, ist jedoch kleiner. Unter ihnen sind zu nennen G. R. HEYER, sowie J. H. SCHULTZ, der der Atemtherapie in seinem Autogenen Training eine Grundformel eingeräumt hat, ferner A. JORES, der an der von mir damals geleiteten psychotherapeutischen Abteilung der II. Medizinischen Universitäts-Klinik in Hamburg die gleiche Zahl von Atem- und Psychotherapeuten mit sehr befriedigendem Ergebnis beschäftigt hat.

Wir wollen uns zunächst mit der Frage beschäftigen, welcher biologische Stellenwert im Leben des Menschen dem Atem und der Stimme zukommt. Erst daraus wird sich ergeben, wie es möglich ist, daß mittels einer therapeutischen Arbeit an diesen Funktionen in relativ kurzer Frist Heilerfolge erzielt werden können, die offensichtlich mit Individuationsvorgängen einhergehen.

Atmung und Stimme sind nach VOGLER biologische Grundfunktionen des Menschen. Sie werden nicht von einem Organ, sondern vom gesamten Organismus hervorgebracht. Die Wechselwirkungen zwischen Atmung und nahezu allen anderen Körperfunktionen, die auf die Atmung Einfluß nehmen oder die umgekehrt durch Atmung beeinflußt werden können, sind bis hin zur Körperhaltung allgemein bekannt. Besonders erwähnt seien die Sauerstoff-Kohlensäurespannung des Blutes und aller Gewebe, Blutdruck, Blutfüllung, Herztätigkeit, Bindegewebsspannung, Verdauungstätigkeit usw. Es ist ferner bekannt, daß alle Gemütsbewegungen und Vorstellungen in Atmung und Stimme ihren ersten Ausdruck finden. So stellt zum Beispiel die Vorstellung, an einer Blume zu riechen, bei jedem gesunden Menschen sofort Ringatmung mit Betonung des Unterleibes her.

Brustatmung wird durch Vorstellungen mit dem Inhalt von Kontaktbezogenheit, Aggression und Extraversion sowie durch Angst verstärkt. Brustatmung wird nach GLASER zugunsten der Bauchatmung abgeschwächt durch Vorstellungen von Introversion und Zurückgezogenheit sowie durch das Gefühl sicherer Geborgenheit. Die Gestimmtheit von Gesprächspartnern wird übrigens unbewußt stärker über deren Atemgeschehen als über deren Mimik erfaßt.

Für die Stimme sei erwähnt, daß sie, das Atemgeschehen krönend, Schwingungsvorgang ist, daß ihre Schwingungen im ganzen Organismus auftreten und je nach Schwingungsfrequenz, -volumen usw. verschiedenartige Wirkungen bei den Organen hervorrufen.

Jede biologische Funktion gedeiht nur, sofern sie gegen einen Widerstand gerichtet ist und an ihm immer wieder geübt wird. Funktionsübung und damit Funktionserhaltung haben ihre Ursache in einem Wechselverhältnis zu dem spezifischen Widerstand. In jeder biologischen Funktion wird damit ein dialektisches Prinzip sichtbar. Biologische Funktion ist Lösungsversuch einer antinomischen Gegebenheit; sie setzt nämlich Eigengesetzlichkeit mit Gegengesetzlichkeit in lebendige Beziehung. Biologische Funktionen sind synergistische Antagonismen.

Daraus folgt, daß eine Untersuchung biologischer Funktionen zunächst auf Ermittlung des jeweiligen spezifischen Antagonismus angewiesen ist. Eine gestörte Funktion läßt sich dementsprechend durch Ordnen der spezifischen Widerstände und durch vorsichtiges Üben am dosierten, also geordneten Widerstand therapieren. So geht u. a. auch die analytische Psychotherapie vor. Bei dem antagonistischen Prinzip jener Funktionen, die mit P. VOGLER als „Grundfunktionen" bezeichnet werden, liegt von dem Gegensatzpaar, das sie bedingt, nur eines im menschlichen Organismus. Das andere liegt draußen in seiner Welt. In den Grundfunktionen des Menschen wird erkennbar, daß auch die zwischen dem Menschen und seiner Welt bestehende Antinomie als Polarität vorgegeben ist, weil auch dieses Gegensatzpaar durch den Menschen eben in den Grundfunktionen zur Polarität erhoben und damit übergriffen werden kann.

Innerhalb der Grundfunktionen spürt der Mensch das Anwachsen antinomischer Spannungen als Drang oder Trieb mit der Tendenz, diese Spannungen aufzuheben. Ihre Aufhebung ist aber partieller Tod. Sattheit, Verweichlichung und Bequemlichkeit sind seine Vorboten.

Antinomische Spannungen sind Qualitäten, in denen sich uns das Leben kundgibt. Gesundheit besteht unter anderem in der Kunst, diese Spannungen in einem gewissen Ausmaß auszuhalten und Funktionen, in denen die Antinomien zu Polaritäten erhoben und verwandelt werden, in steter Bedrängnis gezügelt zu entfalten. „Bedrängnis" ist insofern ein Begriff, der etwas ungemein Wichtiges bezeichnet, weil nämlich nur in der Bedrängnis eine anhaltende Partizipation am Leben möglich ist. Allein in der Bedrängnis erhält und befruchtet jegliche Funktion die zur Polarität gewandelte Antinomie, in die sie eingebettet ist. Es ist ein verhängnisvolles Mißverständnis, in einer „Erlösung von dem Übel" Entbindung von Spannung und damit von Polarität zu erhoffen. Das wäre Erlösung vom Leben weg und Hoffnung auf den Tod. „Erlösung von dem Übel" kann nur Erlösung von Sattheit und Tod und Erhebung in die Bedrängnis und damit in das Leben sein, und zwar dadurch, daß das Übel, wo auch immer, seinerseits biologisch wieder zum Ausgangspunkt neuer Antithese und weiter neuer Funktion wird, die die Antithese zu Polarität wandelt und übergreift. Das ist ein Vorgang, der nirgendwo so unmittelbar wahrnehmbar wird wie in der Atemfunktion und den innerleiblichen dagegenstehenden Widerständen, die zur konsonantischen Funktion erhoben werden und ihrerseits als Gegenspieler des Atems mit ihm zusammen die Stimme hervorbringen. Zwei anthropologische Bemerkungen sollen das Bild von Atem und Stimme abrunden.

1. Der Mensch ist sowohl ein leibliches als auch ein leibhaftiges Wesen. Sein Leben ist auf der einen Seite ein biologischer Prozeß, der von Geburt bis Tod abläuft und dem Menschen geschieht. Das gilt auch für den Atem; einerseits geschieht er uns, andererseits bedienen wir uns seiner.

Auf der anderen Seite ist der Mensch sich selbst gegenüber. Arnold GEHLEN hat dieses Phänomen im Zusammenhang mit der „Hiatusbildung" gesehen und vortrefflich geschildert. Der Mensch kann, insoweit er nicht nur Leib **ist,** sondern zugleich Leib **hat,** mit sich und seinen Funktionen, also auch mit der Atmung, etwas machen. Er kann eingreifen in den Prozeß, der er selber ist. - Er ist, wie RILKE sagte, der Spieler und sein eigen Instrument zugleich. GOETHE drückte diesen Sachverhalt in einem Brief an ZELTER aus, als er schrieb: „Nur der Mensch kann seine Organe belehren!"

Leiblichkeit und Leibhaftigkeit sind wiederum eine Antinomie, der autonomer Ablauf auf der einen Seite und Willkür auf der anderen entsprechen. Jene Funktion, die diese Antinomie von Leiblichkeit und Leibhaftigkeit sowie die korrespondierende Antinomie von Weltlichkeit und Weltteilhaftigkeit übergreift und damit zur Polarität wandelt, scheint mir das eigentlich Menschliche des Menschen zu sein.

Nirgendwo wird dieses Wechselspiel, daß nämlich beispielsweise Willkür und Autonomie entweder noch unvereinbar oder aber schon beieinander friedlich zu Gast sind, offenkundiger als bei Atem und Stimme.

2. Für den Menschen ist nur das wirklich, was auf ihn wirkt, bzw. was er mit Hilfe seiner Organe als wirksam wahrnehmen kann. Das gilt auch dann, wenn er mancherlei mit Hilfe von zusätzlichen Instrumenten erst in für seine Organe wirksame Formen umwandeln muß. Und zwar ist der Mensch so eingerichtet, daß er die Welt einmal korpuskular, zum anderen als Wellengeschehen wahrnehmen kann. Das hängt offenbar damit zusammen, daß er aus zwei verschiedenen Kontaktorganen, dem

Entoderm und dem Ektoderm, gebildet ist, wovon, cum grano salis, das eine als Stoffwechselorgan, also als Pforte zu einer sich als korpuskular stellenden Welt, das andere als Sinnesorgan, also als Pforte zu einer Welt von Wellencharakter angesprochen werden kann. Zwar kann der Mensch diese Welt, wie HEISENBERG 1927 gefunden hat, niemals gleichzeitig als Wellen- und Korpuskelwelt feststellen; aber er trägt in sich die Potenz, diese Antinomie zu übergreifen, sie zur Polarität zu erheben und die Identität der also polaren, einen Welt als ein Ganzes zu erfassen.

Die Funktion, in der sich dieser Vorgang unablässig und offenkundig abspielt, sei sie noch kläglich oder schon gesünder, sei sie allein leiblich prozeßhaft oder leibhaftig bewußt eingesetzt oder sei in Gesundheit beides zugleich am Werke, diese Funktion ist die Stimme des Menschen. Um sie zu erzeugen, muß der Mensch Atemluft, also Substantielles ebenso wie Schwingungen, also Wellenschauer, gleichzeitig und koordiniert hervorbringen. Zudem muß der Mensch sich mit seinem ganzen Leibe und in ganzer Leibhaftigkeit daran beteiligen, will er die anthroponomen Möglichkeiten, die ihm in der Funktion seiner Stimme vorgegeben sind, nicht verkümmern und absterben lassen.

Nun kommen wir zur praktischen Seite des Problems. In der Psychoanalyse hören wir dem Patienten zu. Wir bemühen uns, ihn in guter Kenntnis der von Sigmund FREUD dafür als gültig gefundenen Gesetzmäßigkeiten zu verstehen mitsamt seinen Hintergründen. Zu gegebener Zeit antworten wir, oder wir treten auch mit dem Patienten in eine Erörterung des von ihm produzierten Materials ein.

Eine andere Seite möglichen Verhaltens bestünde für uns darin, nicht so sehr auf den **Inhalt** des

Vorgebrachten und seine Bedeutung zu achten, sondern auf den **Vorgang** des Erzählens selbst, auf die Weise des Sprechens und des Atmens. Das tut natürlich jeder ohnehin. Denn beide Gesichtspunkte ergänzen einander. Ebenso sicher, wie der therapeutische Erfolg durch Wort**inhalt** vermittelt werden kann, ebenso sicher kann er auch — das sei hervorgehoben! — allein über den Sprechvorgang, über Atem- und Stimmfunktion herbeigeführt werden. Beide Wege sind gangbar. Die therapeutische Arbeit an Wort und Bild läßt sich durch Arbeit am Substrat von Wort und Bild und an der Funktion, beides hervorzubringen, nämlich an Atem und Stimme, ergänzen. Inzwischen ist es mir gelungen, diese verschiedenen Modalitäten zu einem umfassenden analytisch therapeutischen Verfahren zu integrieren.

Von Fall zu Fall wäre zu prüfen, wieweit es möglich und sogar indiziert sein kann, eines durch das andere zu ersetzen. Wie bei allen anderen Dingen im Leben wird der eine Weg in einem Fall schneller zum Ziel führen als der andere und umgekehrt. Idealfall wird immer die Ergänzung des einen durch den anderen sein.

Vergessen wir nicht, daß es eine Reihe von Arbeiten gibt, die Folgendes aussagen: Ein Mensch, der unter gestauten Spannungen steht, erfährt eine meß- und reproduzierbare Spannungsabfuhr z. B. durch Sprechen. Einen Menschen reden oder singen lassen kann demnach auch dann, und zwar eventuell gleichwertiger therapeutischer Akt sein, wenn niemand dahintersitzt und zuhört. Denken Sie an das immer wieder einmal vorgekommene und gern karikierte Ereignis des hinter dem Patienten eingeschlafenen Analytikers mit dem nach jener Stunde registrierten besonders guten therapeutischen Ergebnis.

Der in einem psychogenen Status asthmaticus mit dem Tod ringende Kranke kann keine Assoziationen verwörtern, keine Träume erzählen, keine Bilder malen. Er kann fast nicht einmal mehr atmen. Dies ist ein Grenzfall, der für viele andere steht, in denen Atemtherapie, zuweilen im Gewand der Hypnose verbrämt, vorausgehen muß, soll analytische Psychotherapie überhaupt erst möglich werden.

Zur Atemtherapie gehören das einfache Geschehenlassen des Atmens mit dem Einfügen der Willkür in das autonome Geschehen, dann das gestaltende Eingehen in den Atem, das Schwingen, das Summen, Seufzen, Sprechen, Singen, Lachen und vieles andere mehr. Dazu gehört das Einfühlen in den individuellen Lebensrhythmus, seine Bestätigung, Pflege und Zulassung in alles alltägliche Tun.

Die therapeutische Arbeit an den Funktionen von Atem und Stimme setzt wie die Psychoanalyse einen längerdauernden Selbstversuch, also eine Lehrbehandlung voraus.

Seit 1957 arbeiten in meiner analytisch-psychotherapeutischen Praxis Atem-, Sprech- und Stimmlehrerinnen der Schule SCHLAFFHORST-ANDERSEN*) mit. Sie sind mit gutem Erfolg in dieser Funktion bei nahezu all meinen Patienten tätig,

*) Ich darf hier den beiden inzwischen hochbetagt verstorbenen Damen, zu deren persönlichen Schülern ich mich seit etwa 1943 zählen darf, meinen herzlichen Dank nachrufen. Desgleichen danke ich der von ihnen begründeten Schule, die in Rotenburg/Fulda von Anka SCHULZE und E. v. HARLING, später in Eldingen/Celle weitergeführt wurde. Weiter gilt mein Dank Marianne FUCHS, Erlangen, und Dr. Walter WERNER, Braunschweig.

und zwar sowohl bei großen Einzelanalysen als auch in der analytischen Gruppe. Die Hilfen, die sich die Patienten dadurch auch für die Erarbeitung des analytischen Materials erschließen können, sind beträchtlich. Die Problematik von Übertragung und Gegenübertragung bleibt prinzipiell gleich. Es ist nicht schwerer, sie den veränderten Verhältnissen entsprechend zu handhaben. Besondere Schwierigkeiten bieten zwanghaft versperrte, während hingegen depressive Patienten und Spastiker rasch und gut auf Atemtherapie ansprechen.

Die Atemlehrerinnen arbeiten unter meiner Leitung atemtherapeutisch auch mit Patienten mit funktionellen Wirbelsäulensyndromen, die von mir chirotherapeutisch behandelt werden. Dabei hat sich gezeigt, daß viele Patienten, bei denen eine an sich wünschenswerte psychotherapeutische Behandlung nicht durchgeführt werden konnte, mit durchschnittlich nur 10 Sitzungen Atemtherapie zu verblüffenden Heilerfolgen, die mit Haltungs- und Verhaltensänderungen einhergingen, gelangt sind.

Wir Menschen sind zwiespältige Wesen. Wir sind in antinomische Gegebenheiten hineingeboren und stehen darin vor der gewaltigen Aufgabe, Funktionen zur Entfaltung zu bringen, in denen die Gegensätze immer wieder neu übergriffen und zu Polarität verwandelt werden.

Das, was uns in aller Eindeutigkeit vom Tiere abhebt, ist jene Funktion, welche die eigene Leiblichkeit und eigene Leibhaftigkeit sowie die eigene Weltlichkeit und Weltteilhaftigkeit in polare Beziehung setzt und als Polarität erhält.

Weder Essen noch Trinken, weder Stuhlgang noch Sexualität, samt den darin wirkenden Bedürfnissen sind für jene Funktion repräsentant.

Symbol für das Menschliche des Menschen in der Welt ist seine Stimme. Sie ist eine Realität. Sie ist sogar sekundäres Geschlechtsmerkmal. Alle anthropologische Abgrenzung von der Phylogenese fußt — wenn überhaupt — dann in Eindeutigkeit darauf. Die Sprache — sagt GEHLEN — ermöglicht Selbstentlastung und Hiatus, also Menschsein.

Therapie an der Atem- und Stimmfunktion ist Feld-Therapie am Menschen. Sie leistet in sachkundiger Hand Vorzügliches und ist auch in Zusammenarbeit mit Fachkräften ohne absonderliche Schwierigkeiten sowohl im Rahmen ärztlicher Allgemeinpraxis als auch im Rahmen analytischer Psychotherapie anzuwenden.

Atem- und Stimmtherapie sind der Psychoanalyse nächstens verwandt, weil beide Gebiete den ganzen Menschen meinen mitsamt seiner Individuation, mit jener Entwicklung nämlich, die hinführt zum Ertragenkönnen und zum Ertragenwollen der Bedrängnis in leibhaftiger Leiblichkeit und in leiblicher Leibhaftigkeit.

Ein kasuistisches Beispiel:
26jährige Ehefrau kommt wegen Kreuz- und Kopfschmerzen, häufigen depressiven Verstimmungen und Frigidität in die Wirbelsäulensprechstunde und wünscht chirotherapeutische Behandlung.

Befund: Beckentorsion, Gefügestörungen der Halswirbelsäule, Haltungsschwäche.

Indikation: Zunächst chirotherapeutische Behandlung, die mit HIO-Verfahren und meiner Beckentechnik durchgeführt wird.

Kein anhaltender Erfolg. Jeweils nach 2-3 Wochen Rezidiv. Daraufhin neurosenpsychologische Untersuchung. Es findet sich eine ausgeprägte Entwicklungsneurose mit Ablehnung der eigenen Weiblichkeit, Minderwertigkeitsgefühlen, Vateridentifikation, usw.

Eine die Atemtherapie integrierende analytische Psychotherapie wird eingeleitet.

Die Patientin macht gute Fortschritte, die Haltung im Bewußtsein und im Leibe bessert sich zusehends. Nach etwa achtmonatiger Behandlung erlebt die Patientin in einer Atemstunde etwas für sie entscheidend Wichtiges.

Sie liegt in Bauchlage. Meine Mitarbeiterin hat der Patientin eine Hand auf die Lendenwirbelsäule gelegt und läßt sie summen. Auf einmal schluchzt die Patientin auf und weint einige Zeit mit starkem Tränenfluß.

Dann sagt sie beglückt, daß sie soeben im Innern unten im Leib gespürt habe, wie der Atem mit ihr wieder eins geworden sei. Ihr war, als habe sie einen uralten Krampf losgelassen und sich freigegeben. Von Stund an war die Frigidität verschwunden und die Wirbelsäule hielt.

Hier hatte sich ein vor dem Sakrum liegendes Krampfgeschehen im Sinne der Ausrastung verselbständigt und konnte offensichtlich nicht mit verbal-analytischer sondern mittels non-verbaler analytischer Psychotherapie behoben werden, nachdem zuvor die erforderlichen Voraussetzungen erarbeitet waren.

Fassen wir Atemtherapie als psychosomatisches Heilverfahren auf, so ist sie einer jener königlichen Wege, auf denen, wer außer sich ist, wieder zu sich finden und zu sich kommen kann. Schließlich ist es einzig und allein Frage der Indikation, ob

wir an der Artikulation der Wirbelsäule oder beispielsweise an der Artikulation der Sprache arbeiten.

Immer hat das Gleiche zu geschehen, nämlich
einmal die Entbindung und erst zum zweiten die
Gestaltung geeigneter Antworten und geeigneter
Antwortweisen auf das Leben selbst, das uns alle
immerwährend ruft. Nicht nur in der Therapie-
stunde sondern in jeglichem Jetzt und Hier.

5

Atem und Haltung *

* In: Asklepios 6 (1965) 201-202.

Atem ist nicht Atmung. Atmung ist eine biologische Funktion. Es ist die Art und Weise, wie wir unseren Stoffwechsel mit Bezug auf Stoffe durchführen, die sich im gasförmigen Aggregatzustand befinden.

Der Atem ist etwas anders. Der Atem ist jener Teil der Atmosphäre, der in uns eindringt, den wir in uns aufnehmen, konzipieren, von dem wir uns wie von einer lebendigen Wolke durchdringen und durchwehen lassen. Der Atem ist jenes pneumatische Vehikel, das etliche Inhalte, wie z. B. Sauerstoff in uns hinein entläßt; ist jene Essenz, mit der in der Genesis Gott den seinem Bilde nachgeformten Lehmklumpen lebendig macht.

Der Atem ist aber auch etwas, das der Mensch in zentrifugal-männlicher Weise gebiert, das er als etwas Verwandeltes, als sein eigenes Produkt zurückgibt an die Welt, deren Teil er ist, an der er teil hat und die zu repräsentieren ihm aufgegeben ist.

Der Atem ist das innigste und gewaltigste Kommunikationsmittel, das uns im Gegenübersein zur Welt an ihr teilhaben läßt.

Wenn wir das, was ein Mensch ausatmet, anfärben, beispielsweise mit Tabakrauch, dann wird sofort deutlich, wie kurz die Zeitspanne ist, bis die anderen im gleichen Raum befindlichen Menschen das einzuatmen haben, was der andere ausgeatmet hat. Wer mag gern mit einem Löffel essen, mit dem noch eben ein anderer gegessen hat? Wer trinkt gemeinsam mit Fremden aus derselben Tasse? Wir vermeiden solche Kommunikationen gern. Aber der Atem, mit dem wir die großflächigste Berührung eingehen, wenn wir ihn uns einverleiben, der macht eine Ausnahme. Im Kino, Theater, Tanzsaal, in den öffentlichen Verkehrsmitteln, in Studios und Lokalen, überall stehen wir in inniger Kommunikation miteinander mittels des Atems.

Die festen und flüssigen Stoffe, die wir zwischen unserem Leibe und der Welt austauschen, haben für ihren Kreislauf weite Wege zu durchlaufen und zwar sowohl innerleiblich von Mund bis After bzw. bis Harnröhrenmündung, als auch außerleiblich von After über Erde und Meer bis wieder zum Mund. Beim Atem, dem gasförmigen Austauscher, sind die Wege viel kürzer. Hier halten wir noch einen Urmund bereit, der das Einwärts wie das Auswärts bedient. Auch der außerleibliche Weg ist kurz. Keine 24 Stunden und die Pflanzenwelt hat unsere Kohlensäure aufgenommen und den Sauerstoff ausgeschieden, der den Atem für uns kennzeichnet.

Wenn wir nur 3 oder 5 Atemzüge lang ohne jede willkürliche Bewegung diese Vorgänge mit unserem Bewußtsein begleiten, wenn wir spüren, wie sich dieses „Du in mich" und „Ich in Dich" vollzieht mit dem unaufhörlichen, geruhsamen Aus und Ein, dann sind wir schon mitten in einer Therapie, wie sie uns im Sattipatana und anderen buddhistischen und speziellen Yoga-Übungen begegnet. Dann sind wir bei Johann Heinrich SCHULTZ Atemformel des Autogenen Trainings:

„Es atmet mich". „Es" ist der Atem, ist der Christós, der zu uns kommt, für uns eingefleischt wird, uns sterbend sein Fleisch und Blut gibt, niederfährt in unsere Tiefen bis in Zehen- und Fingerspitzen, in alle Zellen des ganzen Leibkosmos, dann gewandelt wieder aufersteht und, angetan mit der Stimme, auffährt gen Himmel.

Lassen wir das Heer jener Krankheiten vor unserem inneren Auge vorüberziehen, das mit dem Satz aus der Weihnachtsgeschichte zu kennzeichnen ist, es sei kein Raum in der Herberge. Wir nehmen den Atem nicht auf. Wir lassen ihn nicht durch uns in all unsere Tiefen hindurch. Die Sauerstoffwolke durchweht uns nur bedingt.

Oder aber, und das sind die anderen Krankheiten: Wir halten den Atem fest, wir lassen ihn nicht aus uns heraus auferstehen, wir gebären ihn nicht neu. Wir stauen uns voll und haben, wenn im „Jetzt und Hier" der neue Atem kommt, wieder keinen Raum in der Herberge.

Was nützen dann atempflegerische Reparaturversuche oder atemzwingende Stellungen oder Stimmübungen oder was auch immer, wenn das Bild, das dem therapeutischen Bemühen zugrunde liegt, in eine Auto- oder Rundfunkwerkstatt paßt, nicht aber zum lebendigen Menschen? Dann hilft gar nichts. Die Erfolge sind nur Scheinerfolge, weil sich die Beschwerden auf eine andere Ebene verschieben. Die Störung wird größer als zuvor, wenn sie vielleicht auch vorübergehend aus unserem Gesichtsfeld gedrängt ist. Was bleibt dann aber zu tun als erstes in einer jeden Therapie, die im Rahmen dieser Erörterung zu diskutieren ist? Das erste ist immer das gleiche: Der Kranke muß seinen Sinn ändern. Er muß von einem Unsinn lassen, um Sinn und Atem aufnehmen zu können und von daher

Haltung zu gewinnen. Hier hat sich nun der andere Begriff unseres Themas eingestellt, der Begriff „Haltung".

Was ist darunter zu verstehen? Wir sprechen von aufrechter, gebückter, offener oder depressiver, von oral-kaptativer, von mannhafter oder von soldatischer Haltung. Ich höre noch meinen Rekrutenunteroffizier, wie er mir gegenüber eine haltungstherapeutische Maßnahme durchgeführt hat: „Kerl!", schrie er mich an, „halten Sie die Luft an und pressen Sie die Arschbacken zusammen! Dann haben Sie Haltung!" Das ist immerhin ein handfestes Rezept! Ich höre es durch die Atemschulen und Yogapraktiken hindurch, wie es gefiltert und verfeinert heißt, diese oder jene Übung sei das Entscheidende. Wenn du nur richtig schwingst oder sitzt oder auf dem Stock liegst oder „a" singst oder die gekreuzten Beine unter dich legst, dann hast du Haltung. Ich bin jenem Unteroffizier noch heute dankbar für jene Impfung, die mich lehrte, hellhörig zu werden und die mich lehrte, daß sich Haltung durch nichts machen läßt. Das was er gesagt hat, ist offensichtlich falsch und unwahr. Aber er hat mir damit trotzdem geholfen. Warum also die Angst vor Fehlern? Es liegt nicht an der Perfektion, daß uns geholfen wird oder daß andere bei uns Hilfe finden.

Was ist Haltung? Wäre der Mensch mit der Tendenz der Schwerkraft nur identisch, dann gäbe es diesen Begriff „Haltung" nicht. Aber der Mensch ist mit seinem Bestreben aufrecht zu sein, sich zu bewegen und sich fortzubewegen, der Schwerkraft zugleich auch gegenüber. Auch hierdurch wäre noch nicht in Erscheinung getreten, was wir unter Haltung verstehen wollen. Sondern noch etwas kommt hinzu. Daß nämlich der Mensch in seinem Mit-der-Schwer-

kraft-identisch- und in seinem Ihr-zugleich-gegen-
über-sein sowohl diese Schwerkraft als auch das
Ihr-Gegenüber repräsentiert. Jeder Mensch ist ein
Ganzes. Natürlich. Aber jeder Mensch ist zugleich
Teil ihn übergreifender Ganzheiten, letztlich des
Unermeßlichen.

Martin BUBER hat einmal gesagt, daß Haltung
habe, wer Halt hat. Mir scheint, daß Haltung habe,
durch wessen Herz die Achse des Unermeßlichen
geht, daß Haltung habe, wer für den Atem offen
und durchlässig ist, wo und wie auch immer er
von ihm angetroffen wird, und wer dies leiblich
repräsentiert.

Fängt Wissen womöglich erst dort an, wo wir
bemerken, daß wir nichts wissen können? Fängt
die Heilkunst ärztlichen Tuns womöglich erst dort
an, wo wir bemerken, daß wir aus uns nichts ver-
mögen, daß Atem und Haltung irrationale, den
Menschen transzendierende Größen sind, an denen
teilzuhaben eine Gabe und eine immer neue Geburt
bedeuten?

Wenn wir hier ja sagen, dann erhebt sich sogleich die Frage, ob wir uns damit nicht zur Un-
tätigkeit verdammen und uns einem therapeutischen Nihilismus anheimgeben. Ich bin der
Meinung, das Gegenteil sei der Fall. Denn wer die
Kraft kennt, den Atem, aus dem die Heilung kommt,
der kann sich in ihren Dienst stellen und mehr
vollbringen, als wenn er sich als Reparateur fühlt.
Wie sieht aber dieser Dienst aus? Ich erinnere mich
des folgenden Falles.

Ein 48jähriger Mann liegt mit einem frischen
Herzinfarkt in einem Krankenhausbett. Er regt sich
kaum. Die Atmung ist flach und klein. Neben dem
Fußende sitzt eine Atemtherapeutin, eine schon
ältere, gereifte Frau. Sie sitzt und lebt sich in die

Atmung des Patienten ein. Sie spürt das, was er mit seinem Atmungstyp an Not zu beantworten sucht. Sie berührt seine Großzehe und bewegt sie in dem Rhythmus seiner Atmung mit, kaum merklich. Und dann mischt sie in seine Antwort von ihrer eigenen Antwort hinein, von der Antwort, die **sie** auf jene Not gibt. Sie leidet also mit ihm. Und sie antwortet mit ihm und für ihn auf seine Not. In den für den Außenstehenden nicht wahrnehmbaren Berührungen und Mitbewegungen an der Großzehe des Kranken spricht sie mit ihm.

Sie versteht ihn, bejaht ihn in den Äußerungen, die er als eine Pathogenese von sich gibt. Sie steht nicht gegen ihn, nicht gegen seine Atmung, so falsch sie uns erscheinen mag, sie steht neben ihm, steigt in seine Antwort bejahend ein und antwortet mit ihm gemeinsam. Das genügt bereits. Er ändert seine Atmung, gibt seine Angstsperre auf. Er empfängt wieder Atem, wird von ihm durchweht, gibt wieder ab und ist bereits weltenweit herausgehoben aus jener Not, in der die Hilfeleistung begonnen wurde.

Ob es sich um Chirotherapie, um Psychagogik, um analytische Psychotherapie oder um Kindererziehung handelt, immer ist der therapeutische Zugang ähnlich. Es kommt nicht darauf an, dem Unzulänglichen in falsch verstandenem missionarischem Eifer etwas Besseres aufzupfropfen, sondern darauf:

1. **dienend einzusteigen** in das Unzulängliche, wie es der Kranke hervorbringt,

2. darinnen **mit ihm zu leiden,** was schon dadurch geschieht, daß wir uns an seine Seite stellen. Das ist natürlich nicht zu verwechseln mit sentimentalem Mitleid!

3. kommt es darauf an, mit ihm gemeinsam sich

selbst offen zu halten für Atem und Haltung und darinnen mit ihm und in **seiner Sprache** zu **antworten** auf die Not, die den Dienst erforderlich machte.

In dieser Weise verstanden, ist jede Hilfeleistung wieder etwas Neues, Niedagewesenes, eine Art von Geburtshilfe, die ihren Dienst versieht in Ehrfurcht vor dem Leben, das uns in Atem und Haltung*) begegnet und verpflichtet.

---

*) Während der Durchsicht der Korrekturen ist mir die „Diagnostik nach F. X. MAYR" von Dr. med. Erich RAUCH (Karl F. Haug Verlag GmbH & Co., Heidelberg 1977), zugänglich geworden (mittlerweile in 7. Auflage 1990 erschienen).

Darin befindet sich von Seite 100-105 ein bemerkenswerter Abschnitt, der sich mit der Atmung beschäftigt. Auf ihn sei hier nachdrücklich verwiesen, weil in ihm das Wechselspiel des „intraabdominellen Druckes" mit Zwerchfellaktion und elastischem Lungenzug in seiner Beziehung zur Haltung vorzüglich abgehandelt ist.

6

Aggressionsverarbeitung mit Haltung, Atmung und Stimme *

* Einführung, Bericht und Zusammenfassung für einen im 5. Internationalen Kongreß für Psychotherapie, Zürich, August 1973 durchgeführten „Workshop".

In: Gruppentherapie und soziale Umwelt. Vorträge, Workshops und Diskussionen des 5. Internationalen Kongresses für Gruppenpsychotherapie. Zürich, 19.-24. August 1973.
Huber, Bern 1975, S. 517-518.

In unseren Gruppensitzungen versuchen die Teilnehmer über Atmung, Haltung und Stimme einen Zugang zu finden zu ihrer eigenen Muskeltätigkeit, zu ihrer Gewichtigkeit, zu dem Raum, den sie für sich in Anspruch nehmen. Dabei spielt die Wirbildung und deren Bewußtmachung eine zentrale Rolle. Es zeigt sich, daß ohne Einbringung des eigenen Gewichts und der eigenen Angriffslust keine ausreichend tragfähigen Wirbildungen zustande kommen.

Im Rahmen der gruppenzentrierten analytischen Psychotherapie, wie sie in unserer Praxis und Klinik bei Neurosen und psychogenen Krankheiten angewendet wird, sind Atmung, Haltung, Stimme, Artikulation und Bewegung einer der Wege zum Unbewußten. Alle Patienten arbeiten in dazu bestimmten Einzel- und Gruppensitzungen auch mit diesem Vehikel psychoanalytischer Therapie. In anderen Sitzungen wird alternierend traumanalytisch verbalisierend, bzw. mittels Materialumgang oder mittels Rollenspiel gearbeitet, um auf diese Weise den psychoanalytischen Prozeß optimal zu gestalten.

Unter Aggressivität verstehe ich Angriffslust, unter Aggression die Angriffstat. Die Angriffslust ist wie Hunger, Durst und Lufthunger eines unserer elementaren, unser Leben verkündenden und erhaltenden Bedürfnisse. Sie ist Ausdruck einer von drei Kategorien, die unser Leben fassen, und die mit den Begriffen Substanz, Bewegung und Feldbildung gekennzeichnet werden können, die mit den drei Keimblättern, den drei Bauelementen korrespondieren, aus denen der Mensch erwächst.

Aggressivität ist Ausdruck jener mesodermalen Bewegungskategorie, ohne die keine Handlung und keine Entwicklung möglich ist. Ohne Aggressivität gibt es nur Zustände, etwa den Zustand „geschlossener Mund" oder „offener Mund". Das Schließen oder das Öffnen des Mundes bedarf der motorischen Aktion, der Angriffstat, die aus der Angriffslust hervorgeht.

Die ersten gesunden Sprößlinge der Angriffslust sind die Neugier und die Spontaneität. Sie sind Grundvoraussetzungen dafür, daß wir nach unserer Geburt Verbindung mit unserer Umgebung aufnehmen und uns schrittweise mit der bis dahin für uns unbekannten, also unheimlichen Welt vertraut machen. Wir bemächtigen uns dadurch unserer eigenen Funktionen, lernen laufen und sprechen, lernen unseren Körper als uns selbst und zugleich als unseren Partner kennen. Wir gewinnen Vertrautheit anstelle von Ängsten und machen uns die Erde untertan. Wir schaffen uns in unseren Bewegungen Raum für unsere Bewegtheit, die uns den Dingen und den Menschen annähert. Adgredi heißt herangehen. Aggressivität ist die Lust zum Brückenschlag, zum Wirbau, zum Flirt, und Aggression ist die Ausführung, die ihren gesunden Gipfel im Gesang, im Tanz, im Sport, in Warmherzigkeit, Herzlichkeit und Herzhaftigkeit findet. Das Herz ist, als Muskel mesodermaler Abkunft, ein Symbol für die Kategorie der Bewegung und für die unermüdliche Spontaneität. Gesunde Aggression ist immer Mittel zum Zweck, nie Selbstzweck. Gesunde Aggressivität ist immer eingebunden in ein intentionales Gerichtetsein, ist immer sinnbezogen. Die für sie spezifische Bedrängnis ist Enge und Beengung, Einschnürung der Oberfläche und die dadurch gegebene Isolierung. Dann wird Aggressivität geweckt. Die sich entladenden Aggressionen haben das Ziel, Raum zu fordern, Raum zu schaffen, um dadurch die Kontaktfläche zu vermehren und ihrem Träger wieder zu Anschluß an die Gemeinschaft zu verhelfen.

Bei der Arbeit mit der Atmung, der Sprache und ganz allgemein mit der Stimme, wird man sofort bemerken können, wie es um die Aggressivität des Patienten bestellt ist. Die Stimme ist eine Funktion, die wie keine andere den Menschen als Menschen repräsentiert. Alle leiblichen, seelischen und geistigen Vorgänge münden in sie ein. Bereits die ersten Lebenswochen, die, wie René SPITZ so anschaulich gezeigt hat, entscheidende Störungen und Neurotisierungen mit sich bringen können, nehmen vielen Menschen den Glanz und die Lautkraft ihrer Stimme, die sich oft erst angesichts des zugreifenden Todes noch ein einziges Mal in einem dann oft grauenvollen Schreckensschrei einstellt. Es war naheliegend, daß auch unter den Psychoanalytikern jemand bei der Suche nach dem Urtrauma, auf den Ur-Schrei stoßen wollte und darauf eine ganze Therapie aufbaute, wie es Arthur JANOV mit seiner Primärtherapie getan hat.

Es ist ein Jammer, wenn man bei der Einschulung die Erstkläßler am ersten Schultag auf ihre Stimmen hin beobachtet und dann die vielen Flüsterer sieht, die tonlos und schwer verständlich vor sich hin sprechen. Daneben fallen die Überkompensierer, die Schreihälse auf, die sich hektisch vordrängen und ohne gefragt zu sein immer mit ihrem Mundwerk zugange sind. Sie sind laut, aber ihre Stimme ist ohne Resonanzraum, ohne Glanz und Kraft. Man kann förmlich darauf warten, daß sie wie schlechte Marktschreier heiser werden.

Eine andere, dem Kundigen früh auffallende Störung ist die mangelnde Artikulation beim Sprechen, die bis zum Nuscheln führen kann, zum Stottern und Stammeln, zu Verlagerungen der Zunge im Mund, zu Fehlstellungen der Zähne und dergleichen mehr. Hierüber wissen insbesondere die Kieferorthopäden vieles zu berichten.

Ein typisches Beispiel ist das Stottern als eine motorische Koordinationsstörung des Sprechens, an der die Atmung ebenso wie die vokalische und die konsonantische Funktion beteiligt sind. Aus psychischer Sicht handelt es sich um eine Störung der Umsetzung von Aggressivität in Aggression. In der Nomenklatur SCHULTZ-HENCKEs, die durch Christa MEVES mit anschaulicher Kasuistik bereichert und dem allgemeinen Verständnis nähergebracht worden ist, werden beim Stottern kaptative, das heißt oral-aggressive und retentive, das heißt anal-aggressive Gehemmtheitsstrukturen gefunden. Das Krankheitsbild ist in der Regel durch die Eingewöhnung fehlerhafter Funktionsabläufe und anderer, in sich verfilzter Folgeerscheinungen kompliziert. Wir sehen Patienten, deren sprecherzieherische (logopädische) Behandlung deshalb ergebnislos geblieben ist, weil die Neurose im Vordergrund stand und durch ihre aktuelle Bedeutung alles andere abblockte. Wir sehen desgleichen Stotterer, die wegen dieser Symptomatik eine erfolgreiche Psychotherapie absolviert haben mit einem Abbau jener psychogenen Mechanismen, die die Symptomatik hervorgebracht haben, ohne daß es zu einer nennenswerten Besserung des Stotterns gekommen wäre. Beide Male wäre eine Zug-um-Zug-Therapie angezeigt gewesen, die nicht entweder - oder, sondern sowohl - als auch heißt. Hier muß sowohl an den psychogenen und psychischen Mechanismen, als auch logopädisch gearbeitet werden, wobei mal die eine, mal die andere Modalität den Akzent der Aktualität trägt. Beide gemeinsam werden erst imstande sein, einerseits die verzweigt gehemmte Aggressivität zu entfesseln und ihre Durchbrüche einzufangen. Andererseits werden beide Behandlungsweisen gemeinsam benötigt, um diesen ganzen elementaren Lebensbereich einzubinden in gesunde Aggressionen, wie wir sie sozial bezogen, wir-fähig und wir-bauend als unsere Sprache kennen. Deshalb bringt auch beim Stottern eine multimodal-integrierte Behandlungsweise eine Verbreiterung des Indikationsspektrums und eine erhebliche Verbesserung der Prognose mit sich.

Schlimm ist es auch um das Singen bestellt. Hier zeigen sich Scheu, Verlegenheit und Ängstlichkeit am bewußtseinsnächsten. Bereits die Kinder zieren sich. Niemand soll hören, daß sie singen, daß sie ihre Stimme erheben und Laut geben können.

Hier ist die Domäne für die Behandlung kranker Aggressionen. Hier können aggressive Impulse, die ihrer intentionalen Bezogenheit beraubt sind, wieder eingefangen und eingebunden werden in das Regime des Leibes und seiner Sinngebung. Jedes Lied, das gesungen wird, jeder artikuliert gesprochene Satz, jedes durchartikuliert gesprochene Wort reintegrieren abgespaltene Aggressivität.

Ein Patient, der das Behandlungszimmer betritt, berichtet noch ein wenig atemlos: „Ich habe vielleicht eine Wut! Da hat doch eben einer einen Hund überfahren!" Handelt es sich um eine verbalanalytische Psychotherapieeinzelstunde, um Nootherapie, wie wir sagen, dann legt sich der Patient auf die Couch und fährt mit seinem Selbstgespräch fort, durch den dahintersitzenden Therapeuten höchstens ein wenig ermuntert mit der Frage: „Was fällt Ihnen noch dazu ein?" und dann werden, eventuell angereichert mit seinem Traum und weiteren, aus seiner Lebensgeschichte auftauchenden Einfällen, seine mit dem Vorfall irgendwo übereinstimmenden Probleme, Traumata, Gehemmtheiten oder Komplexe durchgearbeitet.

Handelt es sich um eine materialanalytische, nonverbale, bemächtigungstherapeutische, wir sagen heute lambano-therapeutische Einzelstunde, dann liegen Materialien wie Ton, Kleister, Farben, Papier und dergleichen bereit. Der Patient steht vor der Aufgabe, seine Gefühle und Nachrichten mittels Material zum Ausdruck zu bringen. Er formt einen kleinen Kloß aus Ton. Das ist der Hund. Dann klatscht er auf den Kloß und hat den Hund vernichtet. Er formt ihn neu, macht einen größeren Kloß, das Auto, und walzt nun mit dem Autokloß über den Hundekloß hinweg, der daraufhin in dem Autokloß untergeht. „Ich bin nicht gegen den Hund. Ich bin gegen das Auto!" sagt er. Der Therapeut lächelt ihn an und sagt vielleicht nur: „Na gut. Da bin ich aber neugierig, wie Sie das anstellen!" Indessen ist der staunende Patient unversehens bereits dabei, eigene Aggressionsprobleme zu durchschauen.

Handelt es sich um eine haltungsanalytische, wir sagen pneotherapeutische Einzelstunde, und darum geht es speziell in unserem Zusammenhang, dann trete ich neben den Patienten, noch ehe er seinen Satz zu Ende gesprochen hat und lege in Zwerchfellhöhe meine Hand auf seinen Rücken, die andere auf sein Brustbein. „Bitte, sagen sie den Satz noch einmal! **Was** haben Sie?” „Eine Wut!”, sagt der Patient. „Nicht zu glauben, wenn man hört, wie Sie das sagen. Noch einmal etwas glaubwürdiger bitte. Was sagten Sie?” „Ich habe eine Wut!” brüllt der Patient. Da muß ich lachen, so schön war das. „Ach so”, sage ich. „Weshalb haben Sie eine Wut?” „Da hat einer einen Hund überfahren”, meint der Patient. Und nun fangen wir an, diesen Satz zu artikulieren. Wir beginnen mit dem „W”, dessen halbklingender Widerstand gegen das steigende Zwerchfell, gegen das elastische Zusammenziehen der Lunge sich anstemmt und dabei neue Resonanzräume erschließt. Am Brustbein wird eine deutlich federnde Bewegung spürbar. Dann kommt das „U” dazu, das immer kürzer und energischer den warmen Hauch neben der Wirbelsäule sammelt und wie Flammen aus dem Mund schleudert, daß alles im Leibe schwingt und vibriert. Dann kommt gleich als Abschluß das „T”, das bei den dabei erfolgenden Implosionen wie mit einem Peitschenschlag nicht nur den Kopfraum klärt und avisierte Ziele deutlicher und energischer erfassen hilft, es belebt die Zunge und die Zähne und läßt die seitlichen Partien der Bauchdecken und die Flanken in Spannung hervorschnellen. Nun kommt das ganze Wort „Wut” aus der Mitte des Mannes, respekteinflößend und Mitgefühl sowie Achtsamkeit weckend. Nun beginnen wir den Satz von vorn. „Ich”, „ich” - „ich”. Auf „i” machen wir ein paar Töne, dann ein paar Ausrufe: Iiii - gitt!! usw. Dann kommt „ch” mit den dazugehörenden Erlebnissen des Gaumens, der Flanken, des Steißbeins und der Zungenmitte in ihrer ganzen Breite. Dann ist das „ich" da. Wir kommen zum „habe". Ich brauche die Einzelheiten der Arbeit an der Sprachartikulation hier nicht weiter detailliert zu beschreiben. Wie wir mit dem Satz „Ich habe vielleicht eine Wut!" fertig sind, hat der Mann seine Gefühle, seinen Schmerz und seine diesbezüglichen alten Probleme in die lebendige Gegenwart in gestalteter Weise eingebracht, Aggressivität eingebettet in die Handlung seines voll beseelten, sprühenden Sprechens. Wer es erlebt hat, der weiß, daß das ein Weg ist, denjenigen, der außer sich ist, wieder in sich hereinzuholen und zwar ohne die Gefühle mit Füßen zu treten, zu hemmen oder zu ächten, sondern bereichert und lebendiger, wie es sich gehört.

In unserer „ambulanten gruppenzentrierten multimodal-integrierten analytischen Psychotherapie (agmap)" dient die Sprache bei den nootherapeutischen Anwendungen, den sogenannten verbalen Verfahren, wie üblich zur kommunikativen Formulierung und Übermittlung von Nachrichten sowie zur Katharsis. Bei den pneotherapeutischen Anwendungen, die als agmap-Modalität zu den non-verbalen Verfahren zu rechnen sind, dient das Sprechen als Arbeitsmedium. Das Durcharbeiten des Sprechens, der konsonantischen und der vokalischen Funktionen mit dem Erüben der sich dabei ergebenden Verhaltensmodifikationen ist in vielen Fällen für das Aufschließen von Übertragungen und Widerständen unerläßlich und eine den verbalen Verfahren ebenbürtig an die Seite zu stellende Möglichkeit analytischen Vorgehens.

In dem lehrreichen Buch „Atem und Stimme" von Horst COBLENZER und Franz MUHAR sind zahlreiche Übungsbeispiele zur Erzielung einer

guten „atemrhythmisch angepaßten Phonation"
ausgeführt, die wir in unseren Behandlungen verwenden.

Ein anderes Beispiel einer aggressionsverarbeiten-
den pneotherapeutischen Technik handelt von
einer Gruppensitzung. Die acht Teilnehmer sitzen
in dem leeren, mit einem weichen Teppich aus-
gelegten Raum in großem Kreis auf dem Fußboden
mit Front zur Kreismitte. Wir sitzen zumeist auf
den Fersen im sogenannten Diamantsitz oder
mit gekreuzten Beinen im Schneidersitz aufrecht.
Wer sich an die Wand anlehnen will, hat dazu
Gelegenheit. Die Aufgabe besteht darin, in zwang-
loser Abfolge kurze Rufe auszustoßen: Ho! ba! wau!
hei! hu! auf! weg da! heda! hallo! hier! huch! heißa!
ho! ja! nein! doch! halt! komm! bleib!

Erfahrungsgemäß beginnt die Übung zögernd.
Die Teilnehmer wirken verschämt. Sie rufen vor
sich hin, nicht aber einen anderen an. Aber das
ändert sich bald. Der Appetit kommt sozusagen
beim Essen. Nach einigen Minuten wird mal der
eine, mal der andere Kollege angeschaut und mit
dem Ausruf gemeint: he! Sie da! hierher! ich! Du!
heißa! - Dann nehmen wir die Arme zu Hilfe.
Jeder Ausruf wird mit einer Geste unterstrichen.
Die Arme fuchteln, und es wird lauter. Jetzt ver-
teile ich zwei kleine weiche Kissen. Nur wer ein
Kissen hat, darf rufen, während er es einem anderen
zuwirft. Die Wucht des Kissenschleuderns fällt mit
der Wucht des Rufes zusammen. Jetzt ist „Leben
in der Bude". Als neue Aufgabe gebe ich, daß als
Ausrufe nur Gemüsesorten verwendet werden
dürfen. Wieder zeigt sich anfangs Gehemmtheit,
die aber bald überwunden wird. Dann werden die
Gemüse- durch Obstnamen ersetzt. Später rufen
wir Tiernamen, Bezeichnungen für Berufe, Werk-

zeuge, Körperteile oder was aus der im Ganzen gerade entstehenden Persönlichkeitsentwicklung der Teilnehmer angezeigt erscheint.

Das Ergebnis dieser Übung ist für alle Teilnehmer sofort spürbar. Sie sind erfrischt, einander näher-gekommen, freier, fröhlicher und weniger ver-spannt. Sie haben eigene Aggressivität angeregt, in ihre gegenwärtigen Partnerbeziehungen als geregelte Aggressionen eingebracht und verarbeitet.

Nun lasse ich sie sich paarweise Rücken an Rücken stellen. Dabei beginnen wir die gegenseitige Berührung mit den Fersen. Die Aufgabe lautet, daß keiner den anderen wegdrücken soll. Aber kaum werden Gesäß, Schultergürtel und Hinterkopf an den Partner gelehnt, können sich einige nicht mehr auf den Füßen halten. Sie fühlen sich von ihrem Partner umgeworfen, treten vor und beschimpfen sich gegenseitig. Daraufhin machen wir dieselbe Übung einzeln an der Wand. Jeder sucht sich einen Stehplatz, stellt als erstes nur die Fersen an die Wand und baut seinen Kontakt mit der Wand von unten her ganz behutsam aufwärts bis zum Hinterkopf auf. Nach den Schultern kommen die Ellenbogen und die kleinen Finger. Das vor-springende Kinn wird zurückgenommen und das Gesicht dadurch vertikal getragen. Die Zungen-spitze wird angehoben. Die Zähne werden nicht aufeinandergebissen. Der Bauch wird locker ge-lassen. Dann lasse ich den Oberkörper abwechselnd zur rechten und zur linken Seite neigen, ohne daß die Berührung zur Wand aufgehoben wird. Das Becken bleibt ebenso wie die Fersen auch dann an der Wand stehen, wenn wir den Oberkörper in sich gerade bleibend ganz langsam in der Hüfte nach vorne beugen, soweit wie es gerade noch geht, ohne daß sich die Fersen vom Boden heben und man nach vorne kippt. Schließlich tritt jeder zwei kleine Schritte vor und wieder zurück an die Wand, um auszuprobieren, ob alle Berührungspunkte dann noch gleichmäßig erhalten sind oder ob nach solchen zwei kleinen Schritten der Kopf wieder weit vor dem Rumpf getragen wird.

Nachdem wir diese Übung ein paar Mal wiederholt haben, gehen wir zwanglos durch den Raum in dem Gefühl, das von uns mit der Wand gerade geschaffene Wir an unserem Rücken möglichst aufrecht zu erhalten. Dabei suchen wir den Partner von vorhin und nehmen wieder wie vorhin Rücken an Rücken Kontakt auf. Und siehe da: Jetzt geht es. Das Wir-Erlebnis am Rücken wirkt wie eine zarte Folie, die nicht ausgebeult werden darf. Der Kontakt ist umso inniger, zärtlicher und tragfähiger, je weniger diese gedachte Folie, dieses gemeinsame Wir belastet wird. Die Paare bewegen die Arme gemeinsam, die Rümpfe drehen und wiegen sich gemeinsam, wobei die Bewegungen durch leichte gemeinsame Kniebeugen tänzerischen Charakter annehmen. Mal führt der eine, mal der andere. Melodien werden gesummt. Nun lasse ich alle wieder zur Ruhe kommen. Nach kurzer Stille treten alle ein bis zwei Schritte vor, wenden sich zu ihrem Partner um und machen eine angedeutete Verneigung – nicht voreinander! – sondern vor dem bewußtgemachten Wir, an dem jeweils beide gemeinsam gebaut haben.

Wieder haben wir in einer Übung Aggressivität geweckt, eingefangen und eingearbeitet in soziale Bezogenheit, in Feldbildung, in Gegenwart und in die Herzhaftigkeit unmittelbaren Umgangs mit sich, mit den Dingen und mit den Mitmenschen.

Daß dieser therapeutische Weg Schritt für Schritt in der Auseinandersetzung mit Übertragung und

Widerstand erfolgt, ist innerhalb dieses analytisch-psychotherapeutischen Prozesses auch bei Anwendung nonverbaler Verfahren selbstverständlich. Hat doch jeder Patient in seinen nootherapeutischen Sitzungen seinen eigenen Traumwink erarbeitet und damit sein individuelles Übungsprogramm für Verhaltensmodifikationen gegenwärtig. So weiß jeder Patient einer Gruppe, was er selbst und was jeder andere Kollege gerade zu üben hat, welches Problem gerade ansteht, und der Gruppenleiter weiß es auch. Infolgedessen wird die Rollenverteilung bei den einzelnen Übungen individuell vorgenommen und jede Übung individuell so modifiziert, daß jeder Patient Gelegenheit erhält, gerade das in der Arbeit mit dem eigenen Leib zu erfahren, was er braucht, um die örtlichen vegetativen Verspannungen, seelischen Gehemmtheiten und krankhaften Aggressionsausbrüche in erlebte Aggressivität zu überführen und schließlich in gesunde, sozial eingebundene, fruchtbare Aggressionen zu verwandeln. Hierfür steht mit Gesang und Tanz, mit artikulatorischer Arbeit am Sprechen, mit Arbeit an der Haltung, kurzum mit pneotherapeutischer Arbeit mittels des eigenen Leibes eine therapeutische Möglichkeit ersten Ranges zur Verfügung.

7

Pneotherapie als Erste Hilfe
bei Krankheit *

* Vortrag, gehalten auf der Tagung der Arbeitsgemeinschaft für Atempflege e.V. (AFA), in Baden-Baden am 25.10.1975.

In: Erfahrungsheilkunde **25,** 7 (1976) 328-332.

Während meiner ersten Schuljahre führte mich mein täglicher Schulweg über eine Kanalbrücke. Seitlich daran war ein Rettungsring angebracht unter einem Schild: „Dem Schutz der Bürger empfohlen!". Eine mit Zeichnungen illustrierte Tafel gab Anweisungen für die „Erste Hilfe". Es ging um Pneotherapie, um die Behandlung der Verunglückten mittels Atemanwendungen. Tatsächlich nimmt es nicht wunder, wenn zu dem Begriff „Erste Hilfe" sogleich Assoziationen kommen wie: Freimachen und Entleeren der Atemwege, künstliche Atmung, Atemspende usw. Daß Pneotherapie als Krankenbehandlung mittels Atemanwendungen in der Ersten Hilfe einen hohen Rang einnimmt, ist demnach nichts Neues, sondern eine allgemein als gültig anerkannte Tatsache, die für viele mit dem atemstimulierenden Klaps der Hebamme ihren eindrucksvollen Anfang genommen hat. Noch eine andere pneotherapeutische Anwendung ist jedermann seit der Kindheit als „Erste Hilfe" bekannt. Das ist das Pusten auf eine schmerzende oder verletzte Körperregion.

Ich sagte „Pneotherapie" und meine damit eine Form der Krankenbehandlung, bei der mittels Atemanwendungen behandelt wird. Der umfassendere Begriff ist „Pneopädie". Er besagt, daß Menschen mittels Atemanwendungen geschult, gebildet und erzogen werden können, und daß es möglich ist, Menschen aus ihren Krisen und Nöten mittels Atemanwendungen herauszuhelfen. Werden dieselben Atemanwendungen jedoch bei Kranken zur Krankenbehandlung eingesetzt, nennen wir sie „Pneotherapie".

Krankheit ist eine Sammelbezeichnung für Antwortweisen des Menschen, insbesondere seines Leibes, denen eine das eigene Leben verkürzende oder die freie Verfügbarkeit über seine Funktionen einschränkende, seine Freiheit mindernde, seine Entwicklung hemmende, ihn selbst bedrohende Wirksamkeit innewohnt.

Es empfiehlt sich, nur solche Gegebenheiten als Krankheit zu bezeichnen, die eine ernsthafte Bedeutung für die Zukunft ihres Trägers besitzen, deren Wirksamkeit also noch nicht vorüber ist. So ist beispielsweise ein Leberfleck keine Krankheit, weil er für die Zukunft seines Tägers keine Wirksamkeit bereithält und ihn zu keinen Antworten mehr auffordert. Auch eine von einem Wespenstich herrührende Anschwellung ist keine Krankheit, wenn sich die Sache, wie es in der Regel der Fall ist, mit dieser juckenden und zugleich schmerzenden Anschwellung erledigt hat. Dann stehen für die Zukunft keine Wirkungen und keine weiteren Antworten mehr aus.

Anders ist es aber, wenn die Wespe in die Schleimhäute des Schlundes gestochen hat, wenn die Anschwellung die Atmung und damit das Leben des Betroffenen zunehmend bedroht. Dann muß er als schwerkrank gelten. Auch jener Mensch muß als schwerkrank gelten, der anstelle eines Leberfleckes beispielsweise ein Melanom hat, dessen zukünftige Wirksamkeit sein Leben zu verkürzen droht und zu organismischen Antworten herausfordert, die im

Sinne von Teufelskreisen das Leben des Menschen zerstören.

Krankheiten sind unglückliche Antworten auf Ereignisse, die dem Kranken begegnen. Ihnen wohnt eine auf Zukunft gerichtete selbstmörderische Wirksamkeit inne. Wir sprechen von unvermeidlichen und von unheilbaren Krankheiten dann, wenn uns keine andere Art zu antworten möglich erscheint. Umgekehrt hängt die Heilbarkeit einer Krankheit davon ab, ob dem Kranken eine andere Art zu antworten möglich ist und ob es ihm gelingt, die ihm dienliche Art zu antworten an die Stelle der krankmachenden zu setzen.

Bei der Krankenbehandlung geht es demnach darum, im Bündnis mit dem Kranken gesündere Antwortweisen für ihn zu erarbeiten und ihm so die Möglichkeit zu eröffnen, daß er sich die gegebenen falschen Antworten verzeihen und die gesünderen zu eigen machen kann.

Können wir diese therapeutische Aufgabe erfüllen, wenn unser Rüstzeug ausschließlich aus den verschiedenen Möglichkeiten der Pneopädie besteht, wenn wir nichts anderes einzusetzen haben als unseren Umgang mit dem Atem und der Stimme des Kranken? Wie können wir diese therapeutische Aufgabe vor allem dann erfüllen, wenn wir bei „Dringlichen Krankheiten" zu Erster Hilfe aufgerufen sind?

Bei den zu erörternden Fällen habe ich Zustände von Bewußtlosigkeit ausgeschlossen, weil dabei nur autonome Atmung geschieht, die kontrolliert und sichergestellt werden muß.

Beginnen wir beispielsweise mit einem Wespenstich in die Schlundregion. In solchem Fall wird selbstverständlich sofort der Kranken- oder Notarztwagen gerufen, um jedenfalls sofortige Intubation,

d. h. die mechanische Offenhaltung der Atemwege sicherzustellen.

Sind wir anwesend, ehe der Schlund des Patienten pathergisch zugeschwollen ist, warten wir nicht untätig ab, sondern legen den Patienten rasch und energisch in Rückenlage, fördern seine Ausatmung, blasen ihm einen zarten, kühlen Luftstrom äußerlich um Hals und Nacken sowie in den offen stehenden Mund und Schlund. Dazu übermitteln wir die Vorstellungen von Ruhe, Kühle und Belanglosigkeit. Hiermit ist Überleitung in Hypnose möglich, wobei die geschilderten Sensationen und Vorstellungen, wenn noch nötig, weiter intensiviert werden können.

Was bei diesem Vorgehen geschieht, ist im Zusammenhang mit Hypnose und Autogenem Training beispielsweise von Johann Heinrich SCHULTZ beschrieben worden. Hier ist hervorzuheben, daß Autogenes Training und Hypnose regelmäßig mit Atemformeln, also mit Pneotherapie arbeiten.

Die Wirkungsweise ist so vorzustellen, daß die Natur des Patienten wieder „in ihr Bestes gesetzt wird", um es mit den Worten Graf DÜRCKHEIMS zu sagen.

Die „Ausgangslage" im Sinne OBROSSOWS wird günstiger gestaltet, so daß der Patient dadurch befähigt wird, die ihn treffenden ätiologischen Fakten in optimaler Weise zu beantworten, gleichgültig ob sie im Leber-Gallen-Bauchspeicheldrüsenbereich, am Kreislaufsystem, am Urogenitaltrakt oder am Bewegungsapparat angreifen. Über das Atemgeschehen ist es möglich, überschießende örtlich-reflektorische Reaktionen aufzufangen, sie aktiv auf das organismische Funktionsganze einzustimmen und sie so über die Seele dem innewohnenden geistigen Prinzip zu unterstellen.

Die Wege, auf denen diese neurovegetativen Umschaltungen im einzelnen vor sich gehen, habe ich an anderer Stelle beschrieben. Hier geht es nicht um Theorie, sondern um die pneotherapeutische Praxis.

Worin bestehen die Anwendungen und wie wirken sie sich aus? Diese Darlegung muß sich auf die Beschreibung einiger Kategorien beschränken, die im einzelnen individuell variiert und miteinander kombiniert werden können. Sieht man von den bereits erwähnten mechanischen Befreiungen der Atemwege und von den Formen künstlicher Beatmung ab, handelt es sich im Umgang mit dem nicht bewußtlosen und damit zur Mitarbeit fähigen Patienten um Anwendungen

1. des Atemfastens,

2. der Synchronisierung von Atmung und Körperbewegung. Es handelt sich

3. um die Zufuhr von Atemreizen und

4. um konzentrative Achtsamkeit auf die autonomen Atemvorgänge.

Ein Beispiel: Ich werde zu einem 16jährigen Patienten gerufen, der akut mit hohem Fieber und Bauchweh erkrankt ist. Alle Zeichen, einschließlich einer hohen Leukozytose deuten auf eine Blinddarmentzündung hin. Er liegt ganz still und vermeidet jede Bewegung. Die Atmung ist oberflächlich, ziemlich rasch und beschränkt sich auf die obere Hälfte des Brustkorbs.

Nachdem ich ihn über meine Diagnose und über die Notwendigkeit seiner Verlegung in eine chirurgische Klinik informiert habe, bestelle ich im Einvernehmen mit ihm und seinen Eltern den Krankenwagen. Seine Atmung hat sich noch ein wenig höher eingestellt. Die Spannung der Bauchdecken hat sich durch die Ängstlichkeit des Patienten weiter verstärkt. Ich benutze die Wartezeit, um seine Ausgangslage für die bevorstehende Operation mittels Pneotherapie zu verbessern. Dazu wähle ich eine Atemfasten-Maßnahme. Ich nehme das Stethoskop und horche an seiner vorderen Brustwand Lungen und Herz ab. Mit meinem Anliegen, die Herztöne ungestört hören zu können, verbinde ich mein pneotherapeutisches Vorgehen, indem ich sage: „Nicht atmen — bitte!" Das wiederhole ich energisch ein paar Mal kurz hintereinander. Tatsächlich stoppt der Patient seine rasche, kurze Atmung. Ich warte 15 bis 25 Sekunden, bis ich die reflektorisch einsetzende Unruhe der andrängenden Atemimpulse bemerken kann. Dann drehe ich mich zu dem Tisch um, auf dem das Krankenblatt liegt und mache eine Notiz. Währenddessen höre ich den nicht mehr aufzuhaltenden Aufatmer des Patienten. Das erste, was ich jetzt sage, ist: „Das war ja ein wunderschöner Atemzug! Guten Morgen!" Der Patient lächelt, und ich teile ihm die günstigen Befunde mit, die ich beim Abhorchen feststellen konnte. Dann setze ich mich an das Fußende des Krankenbettes, umfasse die Unterschenkel des Patienten mit beiden Händen so von der Unterlage her, daß meine Daumen auf das obere Drittel der Tibialis-Muskulatur zu liegen kommen. Dabei erwähne ich noch einmal sein Aufatmen von eben und sage, daß es ihm gut tut, wenn er seiner Atmung den Weg zu den Beinen nicht ganz abdrosselt.

Auf seinen fragenden, zweifelnden Blick hin wiederhole ich meine Anweisung „Bitte jetzt nicht atmen!" Dabei komprimiere ich mit den Daumen die schmerzhaften Härten seiner Tibialis-Muskulatur. „Noch nicht atmen — bitte!" Nach 15-25 Sekunden sage ich: „Jetzt dürfen Sie!" und gleichzeitig mit dem Aufatmen des Patienten löse ich den schmerzhaften Druck meiner Daumen und Hände, die ich zugleich mit der Ausatmung des Patienten wieder etwas mehr schließe, indem ich die Haut seiner Unterschenkel ganz leicht mit Daumendruck nach rumpfwärts schiebe.

Zeitlich übereinstimmend mit dem nächsten Einatem-Impuls löse ich meine Daumen wieder ein wenig und gebe einen ganz leichten Zug mit meinen Handtellern nach fußwärts. Der Daumendruck wird so dosiert, daß er schmerzt, und daß die Ausatembewegung allenfalls durch Schmerzlaute des Patienten verstärkt wird.

Das wiederhole ich 5-8 Atemzüge lang. Die Spannung der Bauchdecken hat sichtlich nachgelassen. Ich schiebe meine Hände beiderseits seitlich unter die obere Brustkorbhälfte, führe die Schulterblätter näher zueinander und nach abwärts. Anschließend schiebe ich den Hinterkopf des Patienten vom Nacken her aufwärts, so daß das Kinn ein wenig zurücksinkt. Wäre nun kein spontaner tieferer Atemzug erfolgt, hätte ich noch einmal mit einer Atemfastenübung begonnen. Hier ist es nicht nötig. Der Patient wird nach kurzer Pause von einem tiefen Atemzug überrascht. Beim Ausströmen der Luft ist deutlich zu sehen, wie eine Welle des Loslassens durch seinen Leib geht. Der Schwerkraft folgend können seine Eingeweide ein wenig mehr zum Rücken sinken und aus der Verspannung entlassen werden. Die Bauchdecken sinken sichtlich etwas ein. Nun lasse ich den Patienten mit jeder zweiten Ausatmung leise stöhnen. Und ehe wir es uns versehen, gibt es dazwischen wieder einen tiefen Atemzug.

Jetzt ist der Krankenwagen da. Dem Patienten geht es offensichtlich besser. Die Klinik berichtet mir, daß man eine wesentlich geringere Leukozytenzahl gefunden, ihn aber sicherheitshalber operiert habe. Der pathologische Befund sei relativ gering gewesen.

Auch bei Koliken der gallen- und harnabführenden Wege ist die pneotherapeutische Krampflösung als eine besonders rasch wirksame Maßnahme bekannt, wenngleich dadurch Konkremente nicht aufgelöst, also notwendige Operationen nicht überflüssig gemacht werden können. Auch blockierte Beckentorsionen oder substantielle Verschlüsse von Herzkranzgefäßen können mit Pneotherapie nicht behoben werden. Dennoch ist die Pneotherapie bei der Behandlung funktioneller Wirbelsäulensyndrome und vor allem auch bei den gefäßspastischen Herzanfällen eine wirksame Erste Hilfe. Dazu je ein Beispiel:

Eine 43jährige Patientin kommt wegen frischem Hexenschuß mit typischer Schonhaltung in die Sprechstunde. Sie geht ohne Mitbewegungen, atmet flach und setzt sich nur langsam hin. Die Augen sind weit offen, als hielten sie ängstlich Ausschau nach Ursachen für den nächsten einschießenden Schmerz. Auffallend ist die hochgradige Verspannung vor allem der gesamten Rückenmuskulatur. Sie erschwert sowohl die genaue Untersuchung als auch gegebenenfalls die chirotherapeutische Behandlung. Also wird als Erste Hilfe Pneotherapie eingesetzt. Ich fordere die Patientin auf, ihren Kopf so weit wie möglich nach rechts zu drehen und in dieser Stellung zu verweilen. Bei jeder weiteren Ausatmung soll sie die Rechtsdrehung weiter verstärken. Während der Einatmung soll sie die erreichte Rotation lediglich beibehalten.

Es handelt sich hierbei einmal um den Einsatz konzentrativer Achtsamkeit auf die autonomen Atemvorgänge, zum anderen um eine Synchronisierung von Atmung und Körperbewegung. Dabei zeigt sich zur Überraschung der Patientin, daß sich der Kopf bei jeder weiteren Ausatmung tatsächlich ein ganzes Stück weiter drehen läßt. Das gleiche machen wir anschließend nach der anderen Seite. Jetzt können wir die Ausatmungen außerdem durch einen Halbklinger, beispielsweise durch ein angedeutet stimmhaftes „W" verlängern. Die Synchronisierung der Atmung mit der quasi durch den Atem hervorgebrachten Bewegung kommt der Patientin mehr und mehr ins Bewußtsein. Als nächstes lasse ich sie in der ihr jetzt bereits vertraut gewordenen Weise zugleich mit einer Ausatmung aufstehen. Das geschieht so, als ob — ähnlich wie bei einer Dampflokomotive — der nur angedeutet stimmhaft ausströmende Atem den Körper von der Sitzfläche hochhebt und die Bewegung des Sich-Hinstellens hervorbringt.

Nach einer Pause von drei unbeachtet bleibenden Atemzügen lasse ich die Patientin sich in der Weise wieder hinsetzen, daß sie diese Bewegung wiederum, wie nun schon gewohnt, an eine einzige ganz leicht stimmhafte Ausatmung koppelt. Das gelingt ihr ohne Schwierigkeiten. Ganz offensichtlich hat sich ein Großteil der vorher bestandenen Muskelverspannungen dabei gelöst. Die Ängstlichkeit ist einem ungläubigen Staunen gewichen. Während die ganze Aufmerksamkeit bis dahin auf ein mögliches Einschießen von neuem Schmerz gerichtet war, gilt sie jetzt dem Innern des eigenen Leibes. Offensichtlich ist in der Patientin etwas wieder neu erwacht, etwas, das mit gefühlsgetragener Partnerschaft zum eigenen Leibe, mit Zuwendung, mit Lauschen und mit Vertrauen zu tun hat. Jetzt gilt es, in diesem neuen Raum zu verweilen. Jede mutwillige, diesen Raum überspringende Bewegung würde den blitzartigen Schmerz wieder auslösen, weil die Gelenkblockierungen der betroffenen Bewegungssegmente noch nicht behoben worden sind. Es ist offenkundig, daß ihre gezielte Behandlung im Anschluß an diese pneotherapeutische Erste Hilfe sehr viel besser vonstatten gehen kann. In vielen Fällen wird sie dadurch überhaupt erst möglich. Die geschilderten pneotherapeutischen Maßnahmen haben darüber hinaus ursächlich in das Krankheitsgeschehen eingegriffen.

Eine Katze beispielsweise pflegt nicht an Gelenkblockierungen von Bewegungssegmenten zu erkranken, selbst nicht nach Sturz aus ungewohnter Höhe. Meistens gehen den Hexenschüssen Muskel- und Bindegewebsverspannungen voraus. Der Raum des Umganges eines solchen Menschen mit sich selbst war eingeengt und gefühlskalt geworden. Die Gelenkblockierung war quasi nur der Schlußpunkt einer Reihe von Unordnungen. Deshalb ist der hier als Erste Hilfe geschilderte Einsatz von Pneotherapie als eine grundlegende, in die Ursachenkette eingreifende Maßnahme zu verstehen, die die Kranke wieder aufrichtet und ihr ermöglicht, in Schadensfällen geeignetere Antworten zu geben, als beispielsweise mit Hexenschuß zu erkranken.

Als letztes Beispiel berichte ich von einem Herzanfall. Beim Mittagessen in einem Restaurant sitzt am Nebentisch ein Mann, Ende vierzig. Er stöhnt plötzlich auf, greift mit der linken Hand in die Herzgegend, versucht sich mit der rechten Hand am Tisch zu halten und sinkt vom Stuhl. Andere springen ihm zu Hilfe und legen ihn vorsichtig auf den Rücken. Ich bemühe mich um den Kranken, nenne meinen Beruf und schicke die anderen wieder auf ihre Plätze. Der Wirt ruft den Unfallwagen. Der Kranke ist bei Bewußtsein. Er hat Schweißperlen auf der Stirn. Sein Puls ist schnell und klein. Er flüstert atemlos, daß er furchtbare Schmerzen in der

Brust habe.

Nun die Maßnahmen in Stichworten: Ich kniee an seiner rechten Seite und sage ihm: „Der Atem ist ganz warm." Dabei hauche ich ihm meinen Atem ganz langsam und stetig dicht vor seiner Nase über sein Gesicht. Dabei schiebe ich meine linke Hand unter seinen Brustkorb, lege meine rechte Hand auf seine Herzgegend und wiederhole: „Der Atem ist ganz warm!" Jetzt hauche ich kurz auf seine Herzgegend, dann wieder auf sein Gesicht und sage: „Atem und Herz sind ganz warm! Strömend warm!". Als nächstes lasse ich den Mann ganz ausatmen und helfe mit meinen beiden Händen mit leichter Kompression nach: „Atem und Herz sind ganz warm!" Dann gebe ich die Einatmung frei, wobei ich mit Hauchen fortfahre und nun darauf achte, daß der Kranke bei der nächsten Ausatmung die Brust nicht einsinken läßt. Ich verkürze seine Ausatmungen, federe mit den Fingern meiner linken Hand seinen Brustkorb in Höhe des 4. und 5. Brustwirbels an der Wirbelsäule ein wenig vom Boden und vergrößere seine Einatmungen. „Noch mehr! mehr! mehr!" sage ich ihm, während er schon wieder ausatmen will. Kaum aber atmet er aus, stoppe ich ihn. „Genug ausgeatmet! Wieder einatmen! Mehr! Noch mehr! Atem und Herz sind warm. Das Herz ist ganz strömend wohlig warm!" Drei Atemzüge lasse ich dann unbeachtet geschehen. „Nur nicht die Brust wieder zusammenfallen lassen", sage ich. Dabei hauche ich nochmals über die Herzgegend. Dann stehe ich auf und schiebe den Mann synchron mit seinen Ausatmungen ganz wenig von seinen Fußsohlen her kopfwärts. Damit wird ein Tiefertreten der Schulterblätter erreicht. Anschließend ziehe ich ihn synchron mit seinen Einatmungen vom Kopf her, den ich mit beiden Händen umfasse, gleichfalls ein wenig nach kopfwärts, wobei der Hinterkopf etwas mehr beteiligt wird, so daß das Kinn zurücksinkt. Er hat wieder Farbe im Gesicht und keine Schmerzen mehr. Aber er wirkt tief erschöpft und müßte jetzt schlafen können. Ich fahre mit dem Krankenwagen mit. Das EKG zeigt keinen sicheren Anhalt mehr für einen Infarkt. Es war keine Embolie, sondern offenbar ein Gefäßkrampf der Herzkranzgefäße gewesen, der bei längerem Bestehen Teile der Herzmuskulatur zerstört und oft tödlich ist. Mit Pneotherapie als Erster Hilfe war der Kranke noch einmal davongekommen.

Mit diesen Beispielen wollte ich zeigen, daß die Pneotherapie selbst bei den sogenannten „dringlichen Krankheiten", bei denen wir sowieso stets mit dem ganzen Rüstzeug der Medizin auf den Plan gerufen sind, zum Wohle des Kranken erfolgreich eingesetzt werden kann.

Niemals dürfen Maßnahmen, wie Intubation, Operation, Eiltransport zu Intensivstationen oder dergleichen verzögert oder außer acht gelassen werden. Das sollte selbstverständlich sein. Dennoch hat die Pneotherapie als hochwirksame Methode in der Hand der Erfahrenen viele Indikationen, nicht nur für die Behandlung der Respirationsorgane und nicht nur für chronische Zustände aller Art. Pneotherapie hat auch bei dringlichen Krankheiten ihren Platz im Rahmen der Ersten Hilfe.

Zusammenfassend läßt sich sagen, daß Krankheit eine Sammelbezeichnung für Antwortweisen des Menschen, insbesondere seines Leibes ist, denen eine das eigene Leben verkürzende oder die freie Verfügbarkeit über seine Funktionen einschränkende, seine Freiheit mindernde, seine Entwicklung hemmende, ihn selbst bedrohende zukünftige Wirksamkeit innewohnt. Krankheiten sind unglückliche

Antworten auf etwas, das dem Kranken begegnet. Bei der Krankenbehandlung geht es darum, im Bündnis mit dem Kranken gesündere Antwortweisen für ihn zu erarbeiten und ihm so die Möglichkeit zu eröffnen, daß er sich die gegebenen falschen Antworten verzeihen und die gesünderen zu eigen machen kann. Wie sich diese therapeutische Aufgabe erfüllen läßt, wenn unser Rüstzeug ausschließlich aus den verschiedenen Möglichkeiten der Pneopädie besteht, wenn wir nichts anderes einzusetzen haben als unseren Umgang mit dem Atem und der Stimme des Kranken, wird an einigen kasuistischen Beispielen „dringlicher Krankheiten" beschrieben. Anhand eines Falles von Wespenstich in den Pharynx, einer Appendizitis und eines Anfalles von Gefäßkrampf der Herzkranzgefäße wird gezeigt, daß die Pneotherapie auch bei dringlichen Krankheiten zum Wohle des Kranken erfolgreich eingesetzt werden kann. Als hochwirksame Methode in der Hand des Erfahrenen hat sie viele Indikationen, nicht nur für die Behandlung der Respirationsorgane und nicht nur für chronische Zustände aller Art. Wenngleich selbstverständlich Maßnahmen wie Intubation, Operation, Eiltransport zu Intensivstationen oder dergleichen nicht verzögert oder außer aucht gelassen werden dürfen, hat die Pneotherapie auch bei dringlichen Krankheiten ihren Platz im Rahmen der Ersten Hilfe.

8

Atemtherapie *

* Erschienen zusammen mit dem Beitrag „Bemächtigungs-therapie" in: PETZOLD, H. (Hrsg.): Psychotherapie und Körperdynamik.
Junfermann, Paderborn, 1974, S. 128-145.

Als Gott, wie es in der Mosaischen Schöpfungsgeschichte heißt, den Menschen aus einem Erdenkloß massiv geformt hatte, blies er ihm, vielleicht in einer Art wie Glasbläser vorgehen, einen Binnenraum ein, der es dem Menschen ermöglichte, sich selbst und der Welt gegenüber zu sein. „Ruach", der Odem Gottes, wurde zu Raum. Dieser Binnenraum ist die Seele des Menschen. Und Gott — so heißt es weiter — machte den Menschen zu einem integrierten Teil der Schöpfung, zu einem Holon, wie Arthur KOESTLER sagen würde und regelte ihn in die Ganzheit der Schöpfung ein. Anders gesagt heißt das: Gott verlieh dem Menschen auf diese Weise ein Fünklein von seinem alles auf das Ganze beziehenden und regelnden Geist und machte damit den Binnenraum im Menschen lebendig.

Der Mensch war fortan mit der „lebendigen Seele" ausgestattet. Er atmete. Das war das Zeichen, daß er lebte. Der Mensch war Leib.

Durch den Umstand, daß der leibliche Mensch sich selbst zugleich gegenüber war, konnte er bemerken, daß er seinen Leib besaß. Er war nicht nur leiblicher, sondern zugleich leib**haftiger** Mensch. Er war als Leib ein Teil der Welt, ihren Gesetzen unterworfen, in ihre Regelungen einbezogen. Er war ein Teil, der vom Ganzen der Welt gelebt wurde, wie alle anderen Teile auch. Aber er hatte Raum zwischen sich und sich selbst, zwischen sich und der Welt, einen Hiatus, wie Arnold GEHLEN dazu sagt, einen Roochmós in der Sprache der alten Griechen. Er war offen für sich und die Welt und befähigt, an der Welt teilzuhaben und ein Wir mit der Welt zu schaffen: Das war er, der Mensch, als ein Teil der Welt, die sich durch ihn bezeugt. Er war Substanz. Man hätte ihn wiegen und messen können.

Gleichzeitig war er Bewegung, Bewegung in sich selbst, Bewegung über sich hinaus. Schließlich war er zugleich Feld, Beziehungsfeld, in das er selbst, mit allem, was er war, eingeregelt war, und mit dem er als ein Teil einbezogen war in das Feldgeschehen der Welt. Der Mensch war Organismus, Stoffwechsel und Partner zugleich. Unter seinen Grundfunktionen (P. VOGLER) nahm die Atmung eine hervorragende Stellung ein. Ihr konnte er, verglichen mit anderen Bedürfnissen, am wenigsten entsagen. Nicht-atmen-können bedeutete höchste Bedrängnis in kürzester Frist und schon nach fünfzehn Minuten den Tod. Das konnte man von Essen und Trinken, von Stuhlgang und Wasserlassen oder von der Sexualität nicht behaupten.

Der Verdauungskanal verzweigte sich in drei Wege, in die Umschlagplätze für Stoffe in festem, in flüssigem und in gasförmigem Aggregatzustand. Die Oberflächen aller drei Umschlagplätze für den Substanzaustausch zwischen dem Organismus und der Umwelt haben jeder für sich eine außerordentlich viel größere Ausdehnung als Haut und Sinnesorgane, die vorwiegend dem Empfang von Informationen, von Nachrichten oder von Schwingungen dienen.

Hier wird das Augenmerk auf den Umschlag gasförmiger Stoffe gerichtet, auf die Atmung. Das Atmungsorgan hat — ähnlich wie das weibliche Fortpflanzungsorgan — Urmundcharakter. Das heißt: Einfuhr und Ausfuhr bedienen sich derselben Pforte.

Jeder Atemzug nimmt eine gewaltige Kommunikationsfläche, die das Individuum von der Welt abgrenzt, in Anspruch. Bei jedem ausgiebigen Atemzug macht das Volumen des Menschen erhebliche Änderungen durch, wie sie in so kurzer Zeit und in so rascher Abfolge durch keine andere Funktion bewirkt werden können. Das spezifische Gewicht des ganzen Organismus wird dadurch fortwährend verändert. Außerdem verändert jeder Atemzug die Sauerstoff-/Kohlensäurespannung des Blutes, das Säure-/Basengleichgewicht der Zellen und Flüssigkeiten und das Verhältnis der Elektrolyte zueinander.

Jeder Atemzug geht mit Änderungen der Zwerchfellstellung einher, die an die Änderungen des Meeresspiegels mit den Gezeiten von Ebbe und Flut erinnern. Die Zwerchfellbewegung verändert ihrerseits unablässig alle Beziehungen der Bauch- und Brusteingeweide zueinander. Die Winkel zwischen den Bewegungssegmenten der Wirbelsäule unterliegen wie die Wölbungen der Körperoberfläche mitsamt Brustkorb und Bauchdecke ständigen Modulationen.

Auch die Druckverhältnisse in Lymphbahnen, Liquorräumen und in den Blutgefäßen des großen und kleinen Kreislaufes lassen atemabhängige Schwingungen erkennen. Keine andere der organismischen Grundfunktionen bringt in der Leiblichkeit des Menschen so kurzfristige, ausgiebige und sich dabei unermüdlich wieder umkehrende Veränderungen hervor wie die Atmung.

Die Atmung repräsentiert damit unmittelbar einen großen Bereich des Vegetativums. Daß man sich ihrer allein schon deshalb bedient, um auf den Menschen einzuwirken, um Menschen zu beruhigen oder zu erregen, um Kranke zu behandeln oder Scheintote zu beleben, ist naheliegend. Künstliche Beatmung, Atemspende und die „eiserne Lunge" sind Begriffe, die hier genannt werden müssen.

Dennoch ist das, was hier von der physiologischen Bedeutung der Atmung beschrieben wurde, nur **eine** Seite des Atemgeschehens. Es handelt sich um physiologische und anatomische Gegebenheiten, die für alle Lungenatmer gelten und die als die animalische Seite des Atemgeschehens gekennzeichnet werden können. Die Atemtherapie würde gewiß nicht im Zusammenhang mit psychotherapeutischen Verfahren abgehandelt werden, wenn das Atemgeschehen außer der rein animalischen nicht noch eine andere und zwar eine spezifisch menschliche Seite hätte.

Die spezifisch menschliche Seite des Atemgeschehens ist durch dreierlei ausgezeichnet:

1. Durch die höchst eigentümlichen Beziehungen, die das Bewußtsein mit der Atmung eingehen kann;

2. Durch die Wechselwirkungen, die zwischen Atmung und Stimme bestehen;

3. Durch die Sprache, die sich des Atems und der Stimme bedient, und zu ihrer Artikulation außerdem auf das Zusammenwirken vokalischer und konsonantischer Funktionen angewiesen ist.

1. Beziehungen zwischen Bewußtsein und Atemgeschehen

Die Atmung, die unter den animalischen Bedürfnisbefriedigungen, wie bereits ausgeführt, eine Sonderstellung einnimmt, erhält einen völlig anderen Rang vor den anderen dadurch, daß sie sowohl autonom geschieht als auch willentlich betätigt werden kann. Der Mensch kann seine Atmung willkürlich beschleunigen und vertiefen oder umgekehrt verlangsamen und abflachen. Der Mensch kann Atempausen einlegen, singen, sprechen, Blasinstrumente spielen oder vielleicht Glas blasen. Aber der Mensch kann seine Atmung auch einfach geschehen lassen. Im Schlaf, in der Ohnmacht, in der Narkose, wenn er seine Atmung nicht mehr selbst bestimmen kann, atmet es weiter. Im Zusammenhang mit dem Atemgeschehen ist es dem Menschen ohne größere Schwierigkeiten möglich, die Grenzen des Bewußtseins gegenüber dem Unbewußten zu verschieben, sie weiter in den Bereich des Unbewußten zu verlegen. In diesem Zusammenhang wird auch von „veränderter Bewußtseinslage" oder einfach von „Bewußtseinsänderung" gesprochen. Eine solche Grenzverschiebung des Bewußtseins kann weder dadurch erreicht werden, daß man die Atmung einfach autonom geschehen läßt wie im Schlaf oder in der Narkose, noch dadurch, daß man sie mit zugewandtem Bewußtsein dirigiert.

Der Weg ist anders. Einesteils ist es erforderlich, die Achtsamkeit dem Atemvorgang zuzuwenden. Zum anderen muß aber gleichzeitig zunächst auf dirigistische Impulse verzichtet und die Steuerung der Atmung — soweit sie im Willkürbereich erfolgte — mehr und mehr an die autonomen Zentren abgetreten werden. Die Alternative entweder: Ich bin bei mir und dann atme **ich!** oder aber: Ich bin wer weiß wo, und dann atmet eben **es!** gilt hierbei nicht. Stattdessen muß es heißen: Ich bin bei mir, bei meiner Atmung und nehme wahr, daß **es** atmet, wie es atmet und wie es mich, indem es mich beatmet, einbezieht in ein umfassendes Ganzes, dessen organischer Teil ich bin. Ich bin bei mir, und ein mich in sich einbeziehendes Ganzes bezeugt sich in mir, indem es in mir atmet.

So verschiebt sich, während das Bewußtsein dabei zusehen darf und zusieht, die Motivation der Atmung in unbewußte Bereiche des Vegetativums. Werden erst nach diesem Vorgang in den auf dem Territorium des Vegetativums gewonnenen Brückenköpfen des Bewußtseins kleine willkürliche Veränderungen der Atmung vorgenommen, beispielsweise durch Verlängerung der Pausen oder durch Verlangsamung der Ausatmung, dann können dadurch das Befinden und die Leiblichkeit des Menschen, aber auch die Art und Weise seines Umganges mit sich und der Welt verändert werden.

Die Stufen dieses Weges widersprechen einander nur scheinbar. Beim Autogenen Training liegen ähnliche Stufen vor. Der Übende beginnt mit der Konzentration auf etwas, was vorhanden ist, beispielsweise auf die rhythmischen Herzaktionen. Gelangt er auf diesem Wege zu einer Bewußtseinsänderung, so daß er sein Herz nicht nur in der Brust und die Pulswelle nicht nur im ganzen Organismus schlagen fühlt, sondern daß er sein Einssein mit seinem Herzen und seinen Blutgefäßen erlebt, dann kann er durch Hinzunahme weiterer Vorstellungen unmittelbar seine Pulsfrequenz verändern. Auch hier gehen die Stufen Achtsamkeit (1) und Zulassen des autonomen Geschehens (2) bis zur Bewußtseinsänderung (3) den auf der neugewonnenen Ebene neu einzubringenden Direktiven des Ich (4) voraus. Dazu gehören beispielsweise die formelhaften Vorsatzbildungen der sogenannten Oberstufe.

Die Arbeit an und mittels der Atmung zählt zu jenen Anwendungen, bei denen mit Hilfe von Bewußtseinsänderungen vorgegangen wird. Diese Eigentümlichkeit der Atmung, direkt auf der Schwelle zwischen unbewußt-autonomen und willkürlich-bewußten Vorgängen zu wohnen, macht sie zur via regia für die Behandlung vegetativer Störungen. Schon deshalb ist sie in die Kategorie der Psychopädie bzw. Psychotherapie einzureihen, bei der es darum geht, mittels seelischer oder besser gesagt, mittels spezifisch menschlicher Mittel zu behandeln.

2. Atem und Stimme

Die Stimme des Menschen ist kein Leibesorgan, sondern ein Ausdruck. Die Tonerzeugung erfolgt durch den veränderlichen Widerstand, den die Stimmbänder dem ausströmenden Atem entgegensetzen. Der ganze Organismus ist das Instrument, das von der Stimme zum Erklingen gebracht wird. Sie ertönt in ihm und über ihn hinaus. Ein einziger Ton unserer Stimme ist mehr als nur ein Ton. Die Stimme ist einem Orchester vergleichbar. Neben dem Verstand wirken unsere Gefühle und Empfindungen, unsere Bedürfnisse und alle autonom ablaufenden Prozesse dabei mit, um die Stimme hervorzubringen. Sie repräsentiert deshalb die Mitte unserer Menschennatur und den Zustand, in dem wir uns befinden.

Gelegentlich läßt sich beobachten, daß Menschen die Stimme mit der Einatmung verbinden, sogar einzelne Worte mittels Einatmung sprechen. Das ist regelmäßig ein Hinweis auf eine schwere Störung. Obgleich die Stimme zur Ausatmung gehört, steht die Funktion der Stimmbänder in einem Gegensatz zur Ausatmung, insbesondere zur Zusammenziehung der Lungen, zur Verkleinerung des Brustkorbs und zum Steigen des Zwerchfells. Ist die Stimme als Ergebnis dieses Gegensatzes ausgewogen, dann schwingt sie gleichermaßen nach außen und nach innen. Dann verfällt sie ebensowenig an das Du, wie sie sich im Ich verklemmt. Dann ist in ihr der Sog (YIN, ♀), der die Atemräume weitet, mit dem Schub (YANG, ♂) der Ausatmung auf ebenbürtiger Basis vermählt.

Clara SCHLAFFHORST erläuterte mir diesen Vorgang mit einem Bild. Sie sagte: „Wenn der Atem ausfährt wie ein Zug aus der Bahnhofshalle, dann ist es die Stimme, die bewirkt, daß die Halle nicht in sich zusammenfällt, sondern in der Bedrängnis ihrer Leere bestehenbleibt." Diese mit der Stimme gegebene Bedrängnisspannung ist die Ursache für die im Bruchteil einer Sekunde geschehende geräuschlose Einatmung, die die Lungen zur neuen Stimmgebung befähigt. Die Stimme verlangt nach dem Atem. Umgekehrt verlangt der Atem des Menschen nach der Stimme, wie schon der erste Schrei der Neugeborenen bezeugt, der als Zeichen gilt für den Beginn des nabelschnurlosen Lebens in der irdischen Atmosphäre. Mit dem ersten Schrei gehen die im Herzen erforderlichen anatomischen Umbauten einher, die für die Lungenatmung erforderlich sind.

Die Widerstände, die die Stimmbänder der Ausatmung zur Stimmerzeugung entgegensetzen, unterstehen der Willkür. Auch die Wechselwirkungen zwischen Atem und Stimme lassen sich großenteils willkürlich steuern. Das ist Voraussetzung für die Erzeugung der Tonhöhen, der Lautkraft und ihrer Modulationen, für Sprache und Gesang. Allerdings tritt ebenbürtig neben die willkürliche Steuerung von Stimme und Ausatmung eine Fülle von autonomen Innervationen. Hierbei spielt die Ideoplasie (A. FOREL) eine wichtige Rolle. 1926 haben R. ALLERS und F. SCHEMINSKY nachweisen können, daß gedankliche Vorstellungen und Wahrnehmungen von Bewegungen einhergehen mit Innervationen allein jener Muskeln, die mit diesen Bewegungen korrespondieren. Die Stimmbandmuskulatur hingegen empfängt mit **allem** Fühlen, Empfinden und Intuieren dazu korrespondierende Nervenimpulse. Das gilt sogar für einige Formen des Denkens, wenn es mit Hilfe einer Art von innerem Sprechen geschieht.

Die Stimme des Menschen geht mit ein in sein

Brummen und Schnurren, in sein Stöhnen, Jammern und Seufzen, in sein Weinen und Schluchzen, in sein Schreien, Lachen, Räuspern, Husten, Niesen und Brechwürgen. Die Stimme des Menschen ist ein Signalgeber nicht nur nach außen hin, sondern vermutlich auch nach innen. Der ganze Organismus gehört zu ihrem Resonanzraum. Ihre Schwingungen erreichen alle Teile des Organismus und können den Teilen Integrationsimpulse vermitteln, die die Teile immer wieder neu auf das Ganze des Organismus beziehen. Dem Eigenleben der Organe werden vielfach bestimmte Summtöne zugeschrieben. In diesem Zusammenhang ist die Intonation von Mantrams, insbesondere der Silbe „OM" zu erwähnen.

Die eigene Stimme vermag den eigenen Organismus offenbar zu stimmen oder zu verstimmen, während sie ihn zum Erklingen bringt. Das Stimmen hat ebenso etwas mit der Stimme zu tun, wie die Unstimmigkeit. JANOV berichtet von seiner „Primärtherapie" überzeugend, daß der gehemmte Mensch, der seine abgesperrten, mit Schmerz vollgestopften Erlebensräume wieder aufschließt, zugleich mit der Individuation und Reintegration seiner verdrängten Lebendigkeit und seiner Urschmerzen seinen Ur-Schrei zurückgewinnt.

Die Stimme krönt den Atem des Menschen. Sie gibt dem Atem, ohne den sie nicht sein kann, Struktur, Gestalt und Gefühlsinhalte. Die Arbeit an der Stimme und mittels der Stimme, sowie an den damit unmittelbar zusammenhängenden Gefühlen und Empfindungen gehört zur Mitte aller Heilanwendungen am gestörten und am kranken Menschen und zur Mitte der Atemtherapie.

3. Atem und Sprache

Die vokalische und die konsonantische Funktion

Erst die Sprache entlastet den Menschen soweit vom unmittelbaren Druck der Welt, daß er den erforderlichen Abstand gewinnt, den er braucht, um sich und der Welt gegenüber zu sein. Arnold GEHLEN hat dies, gestützt auf HERDER und viele andere Vorläufer, in seiner Anthropologie eingehend und einleuchtend begründet.

Der dem Menschen als Seele vorgegebene Binnenraum, der ihm die Möglichkeit gibt, sich mit sich und der Welt vertraut zu machen, Wir zu bilden und so den Leib und die Welt zu beseelen, kann verkümmern, ganz ähnlich, wie auch der Leib verkümmern kann. Erst mit dem Erlernen der Sprache artikuliert sich die Seele zu der für ihre Funktionen erforderlichen inneren Struktur. Erst mit Hilfe der Sprache gelingt es vollends, den Roochmós, den Hiatus funktionsfähig zu machen und den dialektisch zu verstehenden Prozeß einer Lösung des Ich vom Du zu vollziehen.

Am Anfang, an dem der Mensch beginnt, sich und der Welt erstmals gegenüberzutreten, steht das Wort, während sein erster Schrei den Beginn seines nabelschnurlosen Lebens signalisiert hat. Erst das in den Atem eingebettete, vom Atem geborene Wort repräsentiert, deutlich abgehoben von der animalischen Seite der Atmung, die „lebendige Seele" des Menschen.

Funktionen sind immer zwischen Gegensätzen eingebettet. Sie übergreifen die sie bedingenden Gegensätze und stellen zwischen ihnen eine Beziehung her. Die vokalische Lautgebung steht im Gegensatz zur Ausatmung. Mit der Abspannung des elastischen Lungengewebes, des wieder in die Ruhelage in den Brustraum strebenden Zwerchfells, des der Schwerkraft folgenden Brustkorbs und der Schultern strömt der Atem aus. Die Lautgebung verengt den Luftweg im Kehlkopf. Gedanken, Gefühle und Empfindungen „wollen" Atem zurückhalten, ihn nicht einfach animalisch abfließen lassen, „wollen" ihn zu einem Ausdruck gestalten, der Aufgaben übernimmt in dem zwischen Ich und Du sich öffnenden Abgrund. Hier sind zu nennen die Vokalatmung nach LESER-LASARIO und die Vokalvorstellungen von MIDDENDORF.

Nicht genug damit. Ist aus der Antithese Ausatmung–Bremsung als Synthese die Stimme hervorgegangen, wird eine neue Hürde gesetzt. Die Stimme allein reicht zur Bewältigung des Menschseins nicht aus, die Atmung allein erst recht nicht.

Die gegenseitige Verständigung mit sich und der Welt, ihre entlastende Vertretbarkeit durch ein einzigartiges Signalwerk erfordern es, der Stimme auf neuer Ebene antithetisch gegenüberzutreten. Die Muskulatur des Schlundes, der Nasengänge, des Rachens, des Mundes, des Gesichtes und der Zunge, schließlich des ganzen mimischen Apparates wird zur Lösung der Aufgabe herangezogen, die Stimme aufzuhalten, indem ihr Konsonanten entgegengesetzt werden. Als Synthese entsteht das Wort. Erst nach und nach entwickelt sich das gewaltige Signalwerk der Sprache, eingebettet in Ausatmung und Stimme. Biologische Funktionen verkümmern, wenn sie nicht geübt werden. Sprechen bedrängt die Stimme und mit ihr das Zwerchfell und andere Atemmuskulatur. Die Stimme bedrängt sowohl das Sprechen als auch Zwerchfell und Lungen. Diese Bedrängnis ist es, die die Funktionen entfaltet und übt. Diese Bedrängnis repräsentiert das Leben, dagegen Sattheit und Bequemlichkeit den Tod.

Die Arbeit mit der konsonantischen und mit der vokalischen Funktion gehört zur Anwendung spezifisch menschlicher Mittel auf dem Gebiet der Atmung.

Wenn es **nicht** darum geht, gestörte oder erkrankte Menschen mittels Atem, Stimme und Sprache zu behandeln, sondern wenn es um Untersuchung und Behandlung von Störungen oder Krankheiten der Hör-, Sprach- und Stimmfunktionen geht, stehen heute zwei relativ junge Spezialberufe zur Verfügung, als Facharzt der „Phoniater" und als Nichtarzt die „Logopädin" (P. BIESALSKI und H. MENGEWEIN).

In diesem Beitrag geht es um die Anwendung von Atempflege und Atemtherapie für die Behandlung aller Störungen und Krankheiten, die ihre Ursache im Umgang des Menschen mit sich haben. Die alten Griechen faßten das geschilderte Atemgeschehen in dem Wort pneo = ich atme zusammen, was besonders einleuchtend ist, wenn man vergeblich versucht hat, allein die Konsonantenabfolge „pn" ohne Lungenatmung und ohne Stimme auszusprechen. Atempflege wird daher zweckmäßig als Pneopädie bezeichnet. Gelten die Verfahren der Krankenbehandlung, sprechen wir von Pneotherapie.

Pneopädie bzw. Pneotherapie arbeiten, wie zu zeigen war,

1. mit Hilfe der Beziehungen, die das Bewußtsein mit der Atmung eingehen kann;

2. mit Hilfe der zwischen Atmung und Stimme bestehenden Wechselwirkungen und

3. mit Hilfe von Sprache und Gesang, wobei dem mit der Singstimme gesprochenen Wort, wie es uns beispielsweise in der christlichen Liturgie der Ostkirche noch begegnet, höchste Bedeutung zukommt. Vom gesungenen Sprechen zweigen sich das Lied und andere Kunstformen des Gesangs ab.

Wir haben nach den Ursprüngen der Beschäftigung mit der Atmung Ausschau gehalten und in der Genesis die bereits zitierte Geschichte gefunden vom Odem Gottes, der dem Menschen durch den Schöpfer eingeblasen und so zu dessen „lebendiger Seele" wird. Sie erhält durch den Anfang des Johannesevangeliums ihre Ergänzung in dem Satz: „Im Anfang war das Wort."

Im alten Ägypten wird inhaltlich von Pneotherapie gesprochen als einer Form von Krankenbehandlung, die speziell bei solchen Menschen angezeigt ist, die ihr Bewußtsein erweckt und es im Umgang mit sich und der Welt bereits geschult haben. In anderen Fällen seien chirurgische und medikamentöse Anwendungen vorzuziehen.

Im alten China ist für den Begriff „Odem" die Bezeichnung „CH'i" anzutreffen. Der Inhalt dieses Begriffes entspricht weitgehend dem althebräischen Ruach und kann auch mit „Seele" übersetzt werden, wie Erich und Ilse STIEFVATER ausgeführt haben. Der Mensch hat nach chinesischer Atemlehre zwei Atemweisen. Die eine heißt KWEI, das ist die animalische, die stoffwechselnde, autonome Atmung. Sie ist eine sterbliche, animalische Seele, die quasi nur den anatomischen Aspekt, sich im eigenen Leibe gegenüber sein zu können, darstellt. KWEI kehrt, so heißt es, im Tode mit allem Sterblichen zur Erde zurück.

Die andere Atemweise wird SEN genannt. SEN ist die mit Bewußtsein zu belebende Atmung, ist die „lebendige Seele" des Menschen, die ihm ermöglicht, der Welt gegenüber, also weltoffen zu sein. Das unsterbliche CH'i ist die Fülle des SEN. Zur vornehmsten Lebensaufgabe des Menschen gehört es, SEN und KWEI zu vereinigen, um dadurch auch KWEI insoweit Unsterblichkeit zu verleihen.

Das tägliche Sich-einüben in sich selbst gilt als der wahre Weg zur Mitte, zur Vereinigung von KWEI und SEN und zur Ausgeglichenheit des Energiekreislaufes von Yin und Yang. Yin und Yang lassen sich heute als Zeichen für den oogamen Geschlechtsunterschied verstehen, der zwischen weiblich und männlich, zwischen Nehmen und Geben besteht. Das tägliche Einüben in sich selbst wird von Graf DÜRCKHEIM als meditatives Exerzitium bezeichnet. Es ist der Pfad zur Gesundheit, zur „rechten Verfassung", zur Repräsentanz der im alten China als TAO bezeichneten göttlichen Vollkommenheit.

Die Betrachtung der Atmung offenbart das Leben als einen Prozeß, der sich der Phasen der Anspannung, Abspannung und Lockerheit (= Ruhepause) bedient. Dieser Prozeß braucht fortwährend Bedrängnis und Umwandlung, die sein Wesen ausmachen. Die Anspannung wird dem Geist, die Abspannung dem Leib und die Ruhepause der Seele zugeordnet. Es sieht so aus, als habe jeder Mensch den Schwerpunkt seines Seins in einer dieser drei Seinsweisen untergebracht.

Das gilt für den wohlbeleibten wie für den beseelten und ebenso für den geistigen, den begeisterten Menschentyp. Jeder von ihnen muß sich die beiden anderen Seinsweisen erarbeiten, will er sich verwirklichen. Zur Beseelung gehören Vertrautheit und Gemütlichkeit. Zur Beleibung gehört die Behäbigkeit. Die Dreiheit von Anspannung, Abspannung und Lockerheit stellt sich leiblich als Zusammenziehung, Streckung und Lösung dar.

Im seelischen Bereich treffen wir diese Dreiheit als Lust, Unlust und als das dem Gleichgewicht der Seele entsprechende Behagen. Im geistigen Bereich bieten sich im gleichen Zusammenhang die Begriffe Leben, Tod und Auferstehung an.

Auch bei dieser Art von Menschen- und Kranken-behandlung wird immer wieder gefragt, wie es eigentlich gemacht wird. Dazu ist grundsätzlich zu sagen, daß ein Studium dieser Anwendungen stets der Selbsterfahrung unter sachverständiger Führung bedarf. Wenn im folgenden der Versuch unternommen wird, einige Praktiken teils anhand von Beispielen zu skizzieren, so nur deshalb, um einen Überblick über den Umfang dieses Arbeitsgebietes zu vermitteln. Keine Anwendung wird für sich allein wirken. Jede wird andere Anwendungen mit aus-lösen und immer den ganzen Menschen einbe-ziehen. „In Wirklichkeit kann man einen nicht anders korrigieren als Schritt für Schritt", sagt M. FELDENKRAIS, „wobei man sich abwechselnd ihm als einem Ganzen zuwendet und seinen Teilen". Diesen Standpunkt vertritt auch Dore JACOBS in ihrem Buch „Die menschliche Bewegung". Die Ein-teilung pneopädisch-therapeutischer Praktiken könnte erfolgen einerseits in Anwendungen, die ohne Mitwirken des Behandelten an ihm vorgenommen werden, wie Atemspende, künstliche Beatmung oder künstliche Atembehinderung, andererseits in solche, die der Behandelte selbst vornimmt aufgrund der ihm gegebenen Anleitung bzw. Mitwirkung des Behandlers. Hier wird eine andere Einteilung versucht, obgleich die darzulegenden Unterschiede in der Praxis fließend ineinander übergehen und sich ständig durchdringen.

Wir unterscheiden pneotherapeutische Maßnahmen voneinander nach der Art ihres Einsatzes.

A) Anwendungen, die den Atem und die Atmung direkt angehen.

1. Der Atem und die Atmung können direkt angegangen werden durch Veränderungen der **Qualität** des Gaswechsels. Das wird erreicht durch Beimischungen zur Atemluft. Hierher gehören die Inhalatorien, die Luftkurorte, das Rauchen von Tabak, Opium und anderen Wirkstoffen, das Abbrennen von Weihrauch und anderem Räucherwerk; dabei soll die Pythia als ein Beispiel nicht vergessen werden. Schließlich gehören sogar das Schenken von Blumen und die Anwendung von Spezereien in diesen Zusammenhang. Die vielleicht bekannteste Form pneotherapeutischer Veränderung der Atemluft ist die Inhalationsnarkose mit Äther, Chloroform, Lachgas und ihren harmloseren Nachfolgern. Gerade dieses Beispiel kann deutlich machen, daß diese Anwendungen nicht gegen Hör-, Sprach- und Stimmstörungen gerichtet sind, wie es für phoniatrische und logopädische Maßnahmen gilt, sondern daß sie sich ausdrücklich auf den ganzen Menschen beziehen.

2. Die **Quantität** des Gaswechsels, d. h. die Tiefe der Atemzüge, kann verändert werden.

Hieran schließt sich unmittelbar als

3. die Atem**frequenz** an. Sie kann verlangsamt oder beschleunigt werden.

Es ist bekannt, daß stärkere Gefühle, vergleichbar schwerer Körperarbeit, die Quantität des Gaswechsels durch Beschleunigung und Vertiefung der Atmung vergrößern. Umgekehrt können Gefühle verstärkt, emotional geladene Erinnerungen leichter aktualisiert werden, wenn der Behandelte zur Hyperventilation angehalten wird. Diese Technik finden wir im Rüstzeug der Primärtherapie von Arthur JANOV und in der Gestalttherapie von Fritz PERLS. Als typisches Störungsmerkmal findet sich die Hyperventilation bei vielen Hysterien, wo sie weitere Symptome wie tetanieforme Anfälle, vegetative Dystonien, Einschlafstörungen und Nervosität auslösen kann.

4. Der Atem**typ** kann verändert werden. Zu den Atemtypen sind zu zählen Mundatmung, Nasenatmung, Hochatmung, Bauch-, Brust-, Ringatmung und dergleichen.

5. Schließlich gehören zum pneotherapeutischen Rüstzeug Veränderungen des Atem**rhythmus** wie abgesetzte Aus- und Einatmungen, Verlegen und Betonen der Atempausen, Hecheln, zwei-, drei- oder vierteilige Atemrhythmen.

Georg S. ist ein 24jähriger verheirateter Angestellter mit einem Kind von $1^1/_2$ Jahren. Er ist ehrgeizig, zeigt einen verstärkten Leistungswillen und nimmt sich ununterbrochen übermäßig in Anspruch. Er klagt über zahlreiche vegetative Ausfallerscheinungen. Behandlung mit Medikamenten sei nur kurze Zeit wirksam gewesen.

Befund: Oberflächliche Hochatmung, Zweierrhythmus, gleichbleibend beschleunigte Frequenz.

Indikation: Durchbrechen des Atemstereotyps durch gelegentliches tiefes Aufatmen, um eine vegetative Umschaltung zu erzielen.

Ausführung: Herr S. wird aufgefordert, sich am Ende der Einatmung selbst so lange Nase und Mund zuzuhalten, bis er unbedingt weiteratmen möchte. Nach 20-50 Sekunden gibt er sich seine Atemwege wieder frei, atmet in großer Bedrängnis ziemlich tief aus. Danach erfolgt ein befreiend tiefer Atemzug, dem noch einige weitere vertiefte Atemzüge folgen.

Eine solche Wirkung kann auch auf verschiedene andere Weisen erzielt werden, beispielsweise durch Kaltwasseranwendung, die gelegentlich bei Status asthmaticus lebensrettend sein kann, oder durch manuelle Fixation des Brustraums in der Ausatemstellung, so daß die Einatmung nur unter Überwindung dieses Widerstandes möglich wird. Am bekanntesten in diesem Zusammenhang sind Anwendungen der Atemmassage nach SCHMITT, die durch schmerzhafte „atemzwingende" Griffe Tiefatmung auslösen. Ähnlich wirken auch die von V. GLASER beschriebenen atemzwingenden Keiraku-Stellungen, die fernöstlicher Überlieferung entnommen sind.

Bei Herrn S. sind die von ihm geklagten Beschwerden bereits nach fünf Sitzungen wesentlich gebessert. Insbesondere ist er für die ihm verordneten Medikamente wieder deutlich ansprechbar geworden.

B) Anwendungen, die bevorzugt das Bewußtsein von den Atemvorgängen in Anspruch nehmen.

Vera M., 27jährige Ehefrau mit 2 Kindern, selbst in neuer Berufsausbildung stehend, klagt über hochgradige Nervosität. Ihr wachse alles über den Kopf. Sie wisse nicht mehr, wo sie anfangen soll.

Indikation: Hinwendung des Bewußtseins zu den autonomen Atemvorgängen.

Ausführung: Frau M. setzt sich bequem aber aufrecht auf einen Stuhl. Es ist darauf zu achten, daß eine gute Verbindung beider Fußsohlen mit dem Fußboden besteht und die Knie etwas tiefer sind als das Becken. Im leicht abgedunkelten Raum bleiben die Augen ein wenig geöffnet. Der Blick wird unbestimmt auf einen in der Ferne vorgestellten Punkt gerichtet. Frau M. erhält die Aufgabe, möglichst nichts anderes zu tun, als ihre eigenen Atemzüge bei jeder Ausatmung mitzuzählen. Ist sie bei „9" angekommen, soll sie wieder mit „1" beginnen. Wenn sie das Verlangen spürt, sich körperlich besser zurechtzusetzen, darf sie dem nachgeben. Dauer der ersten Übung: 10 Minuten. In der anschließenden Pause Ausruhen auf dem Fußboden, Räkeln, Gähnen nach Belieben. Die Übung wird in einer Sitzung zwei- bis dreimal wiederholt. Anfangs täglich eine Sitzung. Vom dritten Tag ab zwei- bis dreimal wöchentlich. Nach 14 Tagen fühlt sich Frau M. sehr viel wohler, „geordneter", überblickt ihre Situation besser und kommt allein zurecht. Bei dieser Übung sind auch andere Sitzweisen, beispielsweise auf den Fersen oder mit gekreuzten Beinen, möglich. Auch das Autogene Training (J. H. SCHULTZ), das eine eigene Atemformel besitzt, kann hier angeschlossen werden.

C) Anwendungen, die mit Hilfe der Stimme an der Atmung und damit am Menschen arbeiten.

Erika L., 24jährige Studentin, klagt über chronische Stuhlverstopfung und Rückenschmerzen. Sie ist ehrgeizig und weich, wagt aber nicht, sich gehenzulassen. Die Atmung ist auffallend träge.

Indikation: Stimmarbeit zur Belebung von Naturvorgängen in den Organen sowie Integrationsverstärkung ihrer leiblichen Funktionen.

Ausführung: Erst nachdem sie es fertigkriegt, sich ergiebig zu räkeln, gelingt es ihr, auf dem Weg über diese entspannungsfördernden Bewegungen, die Rückenschmerzen an ein Stöhnen anzuschließen. Sie versucht längere Zeit, ihre Schmerzen auszustöhnen. Unter Beibehaltung der Qualitäten dieses Urlautes darf sie ein von ihr vorgeschlagenes Lied singen. Übergang zu Vokalsingen mit Einbeziehung ihrer negativen Körperempfindungen. Die Arbeit am strafferen Stimmbandschluß belebt das Zwerchfell und die Atmung. Es kommt zu größerer, Frau L. überraschender Lautkraft und zu einer von ihr als befreiend empfundenen Atemverstärkung. Sie hat nach der Sitzung den Eindruck, sich wie neugeboren zu fühlen. Die Schmerzen sind verschwunden. Am folgenden Tag spontane Stuhlentleerung. Dieser Erfolg ist noch nicht von Dauer, zeigt ihr jedoch, daß sie auf diesem Wege weiterarbeiten sollte.

D) Anwendungen, die mit Hilfe von Sprechübungen vorgehen.

Arno B., 35jährig, Redakteur, ungeordnete Lebensführung, ständig auftretende Streßsituationen, klagt über zunehmende Arbeitsunlust, Müdigkeit, Kreislaufbeschwerden, Kontaktstörungen. Vermehrter Genuß von Alkohol und Nikotin.

Indikation: Übungen der konsonantischen Funktionen und Wortartikulationen.

Ausführung: Systematische Erarbeitung des Konsonantensprechens, zunächst der Explosivlaute. Hierbei finden die Sprechverse von HEY Anwendung.

Bei der Erarbeitung der Explosivlaute wird auf das Gleichgewicht zu den damit einhergehenden „Implosionen" geachtet.

Es kommt zu einer starken Anregung der Atmung und zur Lust, auch die Stimme stärker einzusetzen. Herr B. setzt die Übung der HEY-Verse in der Freizeit fort. Zu seinem größten Erstaunen erwacht in ihm bereits nach der 8. Übungsstunde ein für ihn ganz neues Interesse an den Menschen seiner Umgebung. Es gelingt ihm, sich mit ihnen in tragfähigere Beziehungen zu setzen. Nach der 11. Behandlungsstunde teilt der Patient mit, daß er aus freien Stücken den Gebrauch von Alkohol und Nikotin eingestellt habe. Seine Arbeitskraft habe sich wesentlich gebessert. Er fühle sich wieder leistungsfähig und halte die Qualität seiner Arbeit für besser als zuvor.

E) Haltung, Bewegung, Rhythmus und innerleibliche Vorgänge als Ausgangspunkt der Atemarbeit.

Lieselotte Z., 36jährige Arztfrau, 2 Kinder, auffallende Haltungsschwäche, Untergewicht, sieht elend aus, spricht mit verhauchter Stimme. Klagt darüber, daß sie für alle springen müsse, daß sie dauernd in Anspruch genommen werde und daß sie dabei untergehe.

Indikation: Partnerübungen.

Ausführung: In der Gruppe stellen sich die Teilnehmer zu zweit Rücken an Rücken, jedoch ohne sich zu berühren. Gewichts- und Größenunterschiede sind nicht wesentlich. Ganz allmählich wird ein Berührungskontakt aufgenommen, beginnend mit den Fersen und behutsam von Region zu Region fortgesetzt bis zum Kopf. Sobald sich einer von beiden durch den anderen bedrängt fühlt, soll er darauf hinweisen, und der auf diese Weise Angesprochene soll sich soweit zurücknehmen, bis die Bedrängnis erträglich wird.

Hier ist anzumerken, daß solche auftretenden Störungen in der Mehrzahl etwas mit beiden Partnern zu tun haben und daß meistens beide die gleiche Beschwerde gegeneinander führen. Allmählich wird im Miteinander Rücken an Rücken ein Wir erarbeitet, das wie eine zarte Membran zwischen den Rücken der Übenden entsteht. Bei wiederholten Übungen dieser Art wird es mit der Zeit möglich, mit den sich berührenden Armen zu gemeinsamen Bewegungen zu kommen, bei denen jeder von beiden die Führung übernehmen darf. Schließich werden – Rücken an Rücken – auch der Rumpf und die Beine in das zunehmend tänzerische Bewegungsspiel einbezogen. Diese Art von Übungen wird, wie beispielsweise auch das Autogene Training, stets ausdrücklich „zurückgenommen". Das geschieht, indem die Partner ein bis zwei Schritte voneinander weggehen, sich zueinander umdrehen und eine angedeutete Verbeugung vor dem zwischen ihnen erarbeiteten

Wir machen. In die Partnerübungen wird zeitweilig auch die Stimme einbezogen. Summtöne, Gähnen, Lachen können in der leiblichen Berührung mit dem anderen als Schwingung erspürt und nicht nur gehört werden. Die Dauer der Übungen beträgt höchstens zwei bis drei Minuten, damit es nicht zu Überanstrengungen und Verspannungen kommt.

Frau Z. hat nach der 9. Sitzung mitgeteilt, sie bemerke zum erstenmal in ihrem Alltag, wie wenig sie bisher darauf geachtet hat, sich als ebenbürtiger Partner in ihre zwischenmenschlichen Beziehungen einzubringen. Seitdem habe sie besseren Appetit und fühle sich wohler.

Rudolf O., 52 Jahre, kaufmännischer Angestellter. Überwiegend sitzende Lebensweise. Klagt über starke Schmerzen im unteren Kreuz, habe es „mit der Bandscheibe". Ein organischer Befund habe nicht festgestellt werden können. Bei jedem Niedersetzen des Patienten fällt auf, daß das jeweils verwendete Sitzmöbel kracht. Beim Untersucher entsteht der Eindruck, Herr O. werfe seinen Rumpf beim Niedersetzen auf den Stuhl wie ein Kohlenträger seine Kiepe abwirft. Kein Wunder, daß so ein Rücken schmerzt.

Indikation: Verknüpfung des Atemerlebens mit den Bewegungen des Rückens.

Ausführung: Herr O. wird gefragt, ob er sich noch an eine Dampflokomotive erinnern kann. Er bejaht. Er kann berichten, daß eine Dampflok einzelne Dampfwolken rhythmisch ausstößt, und daß dabei gleichzeitig Kraft auf das Räderwerk übertragen wird. Er erhält die Aufgabe, seine Ausatmung als das Ausstoßen einer Atemwolke zu verstehen und sich vorzustellen, daß er sich mit einer gleichzeitig dabei freiwerdenden Kraft von der Sitzfläche zum Stehen erhebt. Er soll dabei den Ausatem hörbar machen, entweder mit den Konsonanten „tsch" oder „pffft". Er probiert es. Während er „pffft" macht, wuchtet er seinen Körper mit einer leichten Vorbeugung des Rumpfes vom Sitzen aufwärts zum Stehen. Nach einer Atempause soll er sich wieder hinsetzen, und zwar indem er wieder „pffft" macht. Auch das gelingt, aber erst beim dritten Versuch. Erst dann erlebt er die Gleichzeitigkeit. Nachdem diese Übung mehrmals gelungen ist, soll er sie mit geschlossenen Augen ausführen. Ihm wird angekündigt, daß der Stuhl eventuell während des Niedersetzens vom Behandler nach hinten weggezogen werden kann. Daraufhin wird der Vorgang des Niedersetzens und auch des Aufstehens noch behutsamer und für den ganzen Rücken fühliger. Zu seiner Überraschung kann Herr O. sich jetzt nicht mehr so auf den Stuhl plumpsen lassen, wie es bisher seine Gewohnheit war.

Ein in dieser Richtung unternommener Versuch wird von ihm selbst sogleich als schmerzerzeugend empfunden. Er erhält die Aufgabe, diese von ihm als „Dampflok" bezeichnete Übung den ganzen Tag über mindestens 1-2 mal pro Stunde durchzuführen. Bereits in der 2. Sitzung teilt der Patient mit, daß seine Rückenschmerzen verschwunden sind.

Die pneopädischen/-therapeutischen Verfahren, denen dieser Beitrag gewidmet ist, stellen eine Modalität der „ambulanten gruppenzentrierten multimodal-integrierten analytischen Psychopädie/-therapie" (agmap) dar. Sie werden einzeln und in Gruppen mit Kindern, Jugendlichen und Erwachsenen, in der Regel im Wechsel mit anderen Modalitäten, insbesondere mit Noo- und Lambanopädie/-therapie angewandt. Hier ging es nur darum, das Typische ihrer Arbeitsweise, ihre Zielsetzung und ihren Ort zu skizzieren.

9

Atemtherapie bei vegetativer Fehlsteuerung *

* In: Fehlsteuerungen des autonomen Nervensystems – Probleme,
Klinik, Therapie, Schmerztherapie. D. GROSS und D. LANGEN
(Hrsg.). Hippokrates, Stuttgart 1976, S. 258-263 (Therapie über
das Nervensystem, Bd. 13).

Schlägt man die neueste medizinische Enzyklopädie, das „Reallexikon der Medizin und ihrer Grenzgebiete" bei dem Stichwort „Atemtherapie" auf, dann kann man lesen:

„unterstützende Heilbehandlung zahlreicher Lungen- und Bronchialerkrankungen (z. B. Asthma bronchiale, Emphysem, Pleuraverschwartung, chron. Bronchitis, vor und nach Thoraxoperationen) durch passive und aktive Gymnastikübungen (evtl. mit Hilfe von Atemübungstisch, -stuhl, Klimakammer, Elektrolunge, Inhalation usw.) sowie durch phonetische Übungen, z. B. zur Verlängerung einer Atemphase."

Hier ist demnach Atemtherapie als Krankenbehandlung des Atemorgans, nicht aber als Krankenbehandlung mittels Atmung verstanden worden. Bei den folgenden Ausführungen werde ich den anderen Weg einschlagen, der beispielsweise nach J. H. SCHULTZ unter Psychotherapie nicht die Krankenbehandlung der Seele, sondern mit „seelischen Mitteln", nach SCHAETZING unter Hydrotherapie nicht die Krankenbehandlung des Wassers, sondern mit Hilfe des Wassers, und unter Chirotherapie nicht die Krankenbehandlung der Hand, sondern mittels Handgriffen versteht.

Ich werde von Atemtherapie als von Krankenbehandlung mittels der Atmung bzw. des Atems sprechen.

In Abhebung von Atemschulung, Atempflege, Atemerziehung, Pneopädie, Logopädie, Gesangs- und Sprechpädagogik gehört die Atem- oder Pneo**therapie** als Krankenbehandlung zum **ärztlichen** Rüstzeug. P. VOGLER hat uns gelehrt, daß alle Krankheiten dadurch mit Erfolg naturgemäß heilbehandelt werden können, daß man wenigstens eine der organismischen Grundfunktionen ordnet.

Die Atemfunktion ist inmitten dieser Grundfunktionen des menschlichen Organismus nicht eine unter vielen, sie nimmt unter den Grundfunktionen, zu denen beispielsweise Verdauung, Kreislauf, Schlaf usw. gehören, eine Sonderstellung ein, die durch folgende Punkte zu charakterisieren ist:

1. Stellt man unter dem Gesichtspunkt biologischer Dringlichkeit eine Rangfolge der Bedürfnisse auf, dann zeigt sich, daß der Mensch auf jedem anderen Gebiet länger entbehren kann als auf dem Gebiet der Atmung. Wer nicht mehr atmen kann, stirbt in der Regel innerhalb von 15 Minuten.

2. Die Leiblichkeit des Menschen als eine seiner Seinsweisen kann physiologischerweise durch keine andere seiner Grundfunktionen so rasch und so tiefgreifend verändert werden wie durch die Atmung. Beispielsweise vergrößert eine einzige tiefe Einatmung das Volumen des Organismus erheblich und senkt damit sein spezifisches Gewicht, wie wir es vom Schwimmen wissen.

Derselbe eine Atemzug geht einher mit Veränderungen der Zwerchfellposition und damit der

Relationen aller Brust- und Baucheingeweide, mit Veränderung der O_2/CO_2-Spannung und damit des P_H und der Elektrolytgefälle, mit Veränderungen der Druckverhältnisse in den Liquor-, Lymph- und Kreislaufprovinzen und zwar sowohl im kleinen wie im großen Kreislauf, sowohl im arteriellen wie im venösen Bereich.

3. Die Atmung geschieht autonom, ist aber auch weitgehend der Willkür unterstellt, nicht nur bei Sprache und Gesang, sondern jederzeit. Die Atmung kann daher mit Hilfe von Vorstellungen „manipuliert" werden. Den engeren Sinn erhält dieses Wort im Zusammenhang mit Atem-Massage (L. SCHMITT), mit den „atemzwingenden" Keiraku-Stellungen Volkmar GLASERs, mit dessen psychotaktiler Therapie oder mit dem damit verwandten Klaps, den Hebammen gelegentlich Neugeborenen geben, um damit die Atmung und den berühmten ersten Schrei des Lebens in Gang zu setzen. Die Atmung ist als autonome organismische Grundfunktion mit einem großen Teil des Vegetativums identisch. Das heißt, daß ein großer Teil des Vegetativums in der Atmung repräsentiert ist. Andererseits kann die Atmung jederzeit willkürlich verändert werden. Was liegt näher, als daß sich die Atmung damit als via regia für die Therapie vegetativer Störungen anbietet? Das eingangs erwähnte Zitat aus der Enzyklopädie könnte glauben machen, daß hiermit eine ganz moderne Entdeckung erstmalig mitgeteilt wird. Dem ist aber nicht so. Ganz im Gegenteil. Atemtherapie gehört zu den ältesten der überlieferten Heilkünste.

Die atemtherapeutische Einwirkung setzt am Atem, bzw. an der Atmung an. Sie kann sich dabei verschiedener Wege bedienen, die einzeln oder in Kombination beschritten werden. Dabei handelt es sich einmal um **unmittelbare** Einwirkungen auf das Atemgeschehen, zum anderen um **mittelbare** Einwirkungen mit Hilfe von Bewußtseinsänderungen und mit Hilfe des Gebrauches von Stimme und Sprache.

Die **unmittelbaren** Einwirkungen beziehen sich auf das Atemvolumen, d. h. die Quantität des Gaswechsels; die Atemluft, d. h. die Qualität des Gaswechsels; die Atemfrequenz; den Atemrhythmus und den Atemtyp. Das Atemvolumen wird durch tiefere Atemzüge vergrößert, durch flachere Atemzüge verkleinert. Eingeschaltete Widerstände, die die Atmung erschweren und eine Atemvertiefung anregen, haben eine Vergrößerung der Quantität des Gaswechsels zur Folge.

Mit der Zusammensetzung der Atemluft, ihrem Sauerstoff- und Kohlensäuregehalt sowie mit Hilfe von Beimischungen kann die Qualität des Gaswechsels verändert werden. Zu den Beimischungen gehören nicht nur Tabak oder Marihuana, sondern auch Äther, Chloroform, Kamillendämpfe, Weihrauch, Parfum usw. Die Räucherinhalationen der Pythia seien hier miterwähnt.

Frequenzveränderungen sind positive oder negative Beschleunigungen der Atmung.

Rhythmusveränderungen zielen dagegen entweder auf Dysrhythmie oder auf Rhythmisierung einer dysrhythmischen Atmung. Es ist auch möglich, einen zweiteiligen Atemrhythmus in einen drei- oder vierteiligen umzuwandeln oder umgekehrt.

Unter dem Atemtyp sind beispielsweise Hochatmung, Bauchatmung, Brust- und Ringatmung und dergleichen zu verstehen.

Die Atemübungen verschiedener asiatischer Meditationen sind zu den **mittelbaren** Einwirkungen der Atemtherapie zu zählen, bei denen die Atemtherapie mittels Veränderungen des Bewußtseins, des Interesses und der dem Atem zugewandten Achtsamkeit geschieht. Hier sind die Meditationsübungen verschiedener buddhistischer Yoga-Richttungen zu erwähnen, beispielsweise das Pranayama, das Cittaprasadana und das Hatha-Yoga. BUDDHA sagt: „Wende deine Achtsamkeit deinem Atem zu und deine Zerstreutheit wird rasch verschwinden."

Hier hat auch die Atemformel aus dem Autogenen Training von Johann Heinrich SCHULTZ ihren Ort: „Atmung ruhig. Es atmet mich."

Sie dient zwei Zielen gleichzeitig. Einmal lenkt sie die Achtsamkeit auf den Atem und zum anderen gibt sie die Steuerung des Atemgeschehens, soweit sie im Bereich der Willkür gelegen haben mochte, ab an dessen autonome Zentren.

Damit wird u. a. erreicht, daß sich das Bewußtsein auf ein Geschehen richtet, das sich während des Hinschauens zunehmend im Unbewußten motiviert, was hier soviel heißt wie „im vegetativen Bereich". Dieses Geschehen, das sich zusehends zum Unbewußten hin verschiebt, kann dabei vom Bewußtsein begleitet werden. Dadurch kommt es zu einer der Schwellenverschiebungen zwischen bewußt und unbewußt, die unserer willkürlich gewählten Bilderwelt in gewissen Grenzen Macht geben über vegetative Fehlsteuerungen.

Bei der Atemtherapie handelt es sich um den Einsatz der Stimme und der Sprache, um den Einsatz vokalischer und konsonantischer Funktionen. Vokalische und konsonantische Funktionen erweisen sich als antagonistisch zueinander und zu gewissen Funktionen der Lunge und des Zwerchfells.

Ihre Einbeziehung erzeugt Spannungsveränderungen in den Atmungsorganen. Es entstehen Drucke und Bedrängnisse, Veränderungen in Rhythmus, Frequenz, Typ und Atemvolumen. Die Atmung wird gekräftigt. Die Einbeziehung vokalischer und konsonantischer Funktionen erzeugt außerdem Schwingungen, die sich als Vibrationen dem ganzen Organismus mitteilen. Die Vokalatmung nach LESER-LASARIO hat hier ihren Ort, desgleichen die Intonation von Mantrams, insbesondere der Silbe „OM".

Die Stimmbänder haben nicht nur unter lateralsymmetrischen Gesichtspunkten eine zentrale Position. Auch das am Zenit des Schädels hängende, bis zu den Füßen reichend gedachte Körperlot schwingt beim aufrechtstehenden Menschen im Stimmspalt. Ganz ähnlich wie dem Nabel für Meditationszwecke die Repräsentanz der Leibesmitte zugeschrieben wird, kommt es der Stimme zu, eine ideale Mitte der Menschennatur zu repräsentieren, was vor allem in der Atemschule Walter WERNERs betont wird. Die Darlegungen JANOVs über den Urschrei gehören in diesen Zusammenhang. Das reflektorische oder bewußte Stöhnen, das Seufzen, Wehklagen, Jammern, Weinen, Heulen, Schluchzen, Schreien, Lachen, Husten, Niesen, Singen und Sprechen sind Äußerungen, die sich der Stimme bedienen und tief im Vegetativum verankert sind. Der bewußte Einsatz dieser Äußerungen ist geeignet, vegetative Störungen zu beheben oder hervorzurufen. Die indikationsabhängige Umkehrbarkeit, die aus dieser Aussage hervorgeht, ist für alles Wirksame in ähnlicher Weise gültig.

Organismisches Leben ist Stoffwechsel und ist insofern in allen Zellen in einer hierarchischen Gliederung auf den Organismus als ein Ganzes bezogen. Viele Störungen und Krankheiten sind ein Zeichen von Desintegration, von Lockerung dieser hierarchischen Ordnung. Die Atemgezeiten gehören gewiß zu den Integrationssignalen, mit denen der Organismus seine Zellen auf sein Leben hin stimmt. Die leiblich stärksten Integrationssignale des Menschen dürften jeweils von der eigenen Stimme ausgehen. Sie ist dazu geeignet, den Organismus als ein Musikinstrument erklingen zu lassen und zu stimmen oder zu verstimmen.

Dem Substantivum „Stimme" steht das Verbum „stimmen" nicht von ungefähr gegenüber. Die Arbeit an der Stimme ist deshalb ein erstes Rüstzeug innerhalb der Atemtherapie, die dazu dient, vegetative Fehlsteuerungen ärztlich zu behandeln.

Bei der Atemtherapie geht es schließlich um **aktives und passives Arbeiten mit dem Leibe,** an Haltungen, Bewegungen, am Ausdrucksgeschehen, an Handlungsabläufen und ihren Rhythmen. Zum aktiven Arbeiten gehören die bereits erwähnte Atemgymnastik, so zum Beispiel die „Organgymnastik" nach MEDAU. Zum passiven Arbeiten gehört in erster Linie die „Atemmassage" (J. L. SCHMITT).

Abschließend sei als Beispiel für eine vegetative Fehlsteuerung im Zusammenhang mit dem Atem die Hyperventilation genannt. Sie kann Ursache sein von vegetativen Dystonien, Einschlafstörungen, Hypokalzämien oder tetaniformen Anfällen. Sie kann latente Tetanien und bereitstehende Hysterien hervortreten lassen oder eine Ursache für Nervosität abgeben. Andererseits kann man durch Hyperventilation Ausnahmezustände erzeugen.

Ein anderes Beispiel ist die Hypoventilation, die chronische Unterversorgung mit Sauerstoff. Sie führt zu Stauungen, Verlangsamungen, Müdigkeit, Kopfschmerzen, also auch zu vegetativen Dysregulationen mit Stoffwechsel- und Zellschäden sowie Neigung zu Verstimmungen. Andererseits ist Depression oft Ursache für Hypoventilation. Dem Bedrückten hat es den Atem verschlagen. Oder beides geht nebeneinander her.

Zusammenfassend läßt sich das eingangs erwähnte lexikographische Zitat berichtigen. Unter „Atemtherapie" gleich „Pneotherapie" dürfen wir heute folgendes verstehen:

„Eine der ältesten Formen der Krankenbehandlung, die mittels Atem und Stimme des Patienten geschieht. Es gibt vom Patienten selbst zu übende aktive (z. B. Atemgymnastik) und passive Anwendungen (z. B. Atemmassage), die sich der Veränderungen von Atemvolumen, Atemluft, Atemfrequenz, Atemrhythmus, Atemtyp bedienen. Es gibt Anwendungen, die das Bewußtsein auf die Atmung lenken (Meditation, Autogenes Training, Hypnose) und Anwendungen, die ihre Heilwirkung durch aktives und passives Arbeiten mit dem Leibe mittels Gesang und Sprache, mittels Haltung, Bewegung oder Rhythmus des Patienten erzielen."

10

Heilungsvorgänge bei der Anwendung von Arbeit mit dem Leibe *

* Als Vortrag gehalten bei der Arbeitstagung der Deutschen Psychotherapeutischen und Sozialmedizinischen Gesellschaft (PSG) in Baden-Baden, am 28.10.1975.
In: Erfahrungsheilkunde **25,** 10 (1976) 412-415.

Wir werden täglich in Versuchung geführt, uns zu
übernehmen. Oft übersteigen die Aufgaben, die wir
uns setzen, das Maß unserer natürlichen Möglichkeiten und Kräfte. Wenn wir diesen Versuchungen
häufiger erliegen und zusätzliche Kraftreserven
mobilisieren, indem wir uns beispielsweise mit
Kaffee oder anderen Genußmitteln oder mit Dro-
gen aufputschen, dann können Krankheiten die Folge dieses Lebenswandels sein. Patienten, die so mit
sich umgehen, klagen über Herzjagen, Nervosität,
zu leichte Erregbarkeit, Schlaf- und Konzentra-
tionsstörungen, schmerzhafte Verkrampfungszu-
stände, Kontaktschwierigkeiten, Verdauungsstö-
rungen und anderes mehr.

Oft wünschen sich diese Patienten zunächst
nichts anderes, als mit Hilfe von Medikamenten
wieder so weit instandgesetzt zu werden, daß sie
ihren bisherigen Lebenswandel unbehindert fort-
setzen und sich weiterhin übermäßig beanspruchen
können. Der eigene Leib ist für diese Menschen nur
ein Instrument zur Erreichung zu weit gesteckter
Ziele. Wenn der Leib nicht funktioniert, wie er soll,
nehmen sie es ihm übel. Die schmerzende Schulter
oder das lahme Bein werden beschimpft und ver-

flucht, wenn sich die Beschwerden nicht mehr über-
hören lassen.

Unsere therapeutische Arbeit mit dem Leibe gibt
dem Patienten die Möglichkeit, ein neues, seiner
Kraft und seinen Bedürfnissen entsprechendes Verhalten zu entwickeln, bei dem er sich liebevoll und
freundschaftlich dem eigenen Leibe zuwendet. Das
Erkennen der eigenen leiblichen Bedürfnisse ist
einer der ersten Schritte auf diesem Wege zur Heilung.

Die Arbeit mit dem Leibe ist nach unserer Vorstellung als Teilbereich in eine umfassende Psychotherapie eingebettet. Es soll versucht werden, einzelne
Heilungsschritte innerhalb der Arbeit darzustellen.
Zuvor seien die Voraussetzungen charakterisiert, die
dieser Art von therapeutischem Vorgehen zugrunde
liegen.

1. Jeder Mensch ist identisch mit seinem Leibe,
mit seinen Funktionen und mit seinen Störungen.

2. Jeder Mensch ist seinem Leibe als ein Partner
gegenüber. Er kann folglich in freundschaftlicher,
in feindseliger, in gleichgültiger Weise oder wie
auch immer mit seinem Leibe umgehen.

3. Der Leib jedes Menschen ist Teil der Welt und
mit ihr und ihren Teilen verbunden.

4. Der Leib enthält die eigene Lebensgeschichte
jedes Menschen. Alle leiblichen Veränderungen,
auch die der leiblichen Spannung und der Haltung
bewirken zugleich Änderungen des ganzen Menschen.

Die Arbeit an Tonus, Haltung und Funktion des
Leibes ist daher immer unmittelbare Arbeit am Menschen selbst. Die Erarbeitung einer bewußten und
liebevollen Beziehung des Menschen zu seinem Leibe, das Herstellen freundschaftlicher Beziehungen
seiner Leibesteile untereinander, gehören zu dieser

Art von Krankenbehandlung mit seelischen Mitteln. Wenn Kranksein in einem falschen Umgang mit sich und der Welt begründet ist, dann liegt das Heilende in der Arbeit mit dem Leibe darin, diesen Umgang zu ändern, so daß es dem Patienten gelingt, seine leiblichen Bedürfnisse wieder wahrzunehmen, anzunehmen und, soweit erforderlich, zu stillen. Das ist ein schwieriger und viel Geduld erfordernder Prozeß.

Zur Veranschaulichung berichte ich über einen Fall. Es handelt sich um einen fünfundvierzigjährigen Akademiker, Vater von drei Söhnen, im folgenden Herr Hans genannt. Er leidet unter starken Depressionen und anfallsweise auftretenden abnormen muskulären Spannungszuständen, die manchmal zu so starken Krämpfen in Beinen und Füßen führen, daß er auf der Straße keinen Schritt mehr tun kann. Das ist für ihn nicht so schlimm wie die Vorstellung, daß er für seine drei Söhne eine so „jämmerliche, wehleidige Vaterfigur" abgibt. Alle anfallenden Aufgaben versucht er in untertäniger Beflissenheit zu erledigen. Niemals ist er mit den Ergebnissen, die er selbst erzielt, zufrieden. Mir fallen an Herrn Hans seine große Hilflosigkeit und seine Stumpfheit im Erkennen eigener leiblicher Impulse auf. Alle Übungen, die ich ihm gebe, führt er sozusagen in gewohnter Beflissenheit aus. Frage ich ihn zu Beginn unserer Behandlungsstunde, ob er zu irgend etwas Lust habe, ob er vielleicht seine Körperhaltung ändern möchte, sich setzen, hinlegen oder herumgehen möchte, dann erklärt er, das sei ihm egal. Er mache alles, was ich für richtig halte. Frage ich ihn im Anschluß an eine Übung, ob er bei sich irgendeine leibliche Veränderung, irgendeine Reaktion feststellen könne, dann schüttelt er den Kopf.

Für ihn ist sein Körper nur ein nicht richtig funktionierendes Werkzeug. Wenn sich die fürchterlichen Krämpfe einstellen, die er mit noch so großer Anstrengung nicht unterdrücken kann, dann sagt er nicht, daß er Schmerzen habe, sondern ihm sei sein Zustand peinlich. Noch peinlicher sei es ihm, wenn er plötzlich auf der Straße wie ein alter Mann stehen bleiben müsse, weil er die Schmerzen sonst nicht aushalten könne.

In seinem ganzen Verhalten fehlt jegliche Anteilnahme für sich selbst. Er hat kein Verständnis für sich. Für ihn ist immer nur bestimmend, was andere von ihm fordern und von ihm halten. Nach seiner Vorstellung besitzt er kein Recht, jemanden zu bitten, ihm bei der Erfüllung seiner Aufgaben zu helfen. Ebensowenig kennt er sein Recht, Bitten anderer abzuschlagen. Die Gegenfrage, woher die anderen das Recht nehmen, ihn mit Aufgaben zu betrauen oder sein Verhalten kritisch zu betrachten, stellt er nicht. Er ist sich selbst sein bester Feind.

Die Behandlung hat im Laufe von drei Jahren ein nur wenig befriedigendes Ergebnis erzielt. Einige konkrete Situationen daraus können aber veranschaulichen, um was es hier geht und was das Heilende gewesen sein mag. Bei der Anwendung der psychotherapeutischen Modalität „Arbeit mit dem Leibe" fällt er in der Gruppe von vornherein dadurch auf, daß er dazu neigt, sich in Gefahr zu begeben. Beispielsweise stellen sich alle Gruppenteilnehmer bei der Übung „Gehen mit geschlossenen Augen" darauf ein, sich bei einem eventuellen Zusammenprall mit einem anderen Gruppenmitglied oder mit der Wand nicht zu beschädigen. Sie gehen so schnell, aber auch so langsam, wie es ihnen für ihre eigene Sicherheit notwendig erscheint. Herr Hans dagegen marschiert in unangemessen forschem Schritt los und fügt sich durch Zusammenstöße mit der Wand, mit anderen Gegenständen oder mit Gruppenteilnehmern Schmerzen zu. Oft sagt er dann: „Ach, macht nichts."

Herr Hans übernimmt in der Gruppe alle anfallenden kleinen Dienste. Trotzdem ist er nicht beliebt. Denn durch seine Rücksichtslosigkeit gegen sich selbst verursacht er auch den anderen Unannehmlichkeiten. Ein Höhepunkt seines Unverständnisses und seines unpartnerschaftlichen Umganges mit sich im ersten Halbjahr seiner Behandlung war folgende Begebenheit: Ein weibliches Gruppenmitglied wurde im Verlauf der Sitzung zornig. Ihr Alltagsjammer kam in ihr hoch und sie schimpfte plötzlich laut und rief: „Ich möchte mal jemandem so richtig mit Lust in den Hintern treten." Sofort sprang Herr Hans auf, eilte zu ihr und sagte, indem er ihr sein Hinterteil zuwandte „Bitte!"

Eine Weile herrschte in der Gruppe ungläubige Stille. Offenbar aber war das Angebot von Herrn Hans ernst gemeint. Die Frau, die eben noch überschäumend vor Zorn war, brach in ein schallendes Gelächter aus. „So etwas habe ich noch nie erlebt! Ich bemühe mich ständig, Angriffe von anderen abzuwehren und besser auf mich aufzupassen, und Sie kommen noch gelaufen, um sich einen Fußtritt abzuholen!" Auch diese Reaktion konnte Herrn Hans noch nicht von seinem Vorhaben abbringen. Er forderte jetzt die junge Frau sogar noch auf, sich nur nicht zu zieren, sondern ruhig ihrem Impuls nachzugeben. Er sei hart im Nehmen. Daraufhin willigte sie ein und trat mit ihrem Fuß gegen das Hinterteil von Herrn Hans, der daraufhin einen Sprung nach vorne machte. Da ein großer Teil ihres Zornes schon verflogen war, konnte ich diesen

Vorgang zulassen, ohne daß Gefahr für einen der Beteiligten bestand. Danach begab Herr Hans sich wieder auf seinen Platz. Die anderen Gruppenteilnehmer waren durch dieses masochistische Verhalten von ihm zunächst verwirrt. Dann aber stellten sie übereinstimmend fest, daß sie sich für so einen Angriff nicht zur Verfügung gestellt hätten.

Bedenkt man, daß ein gesunder Mensch seinen Leib vor Schaden bewahren will und ein freundschaftliches Verhältnis zu ihm pflegt, dann zeigt dieses Beispiel, wie schwer gestört das Verhältnis ist, das Herr Hans zu seinem Leibe hat. In seinem masochistischen Anliegen, sich zum Sklaven und Gespött der anderen zu machen und die anderen gleichzeitig immer weiter aufzuwerten, erwies sich beispielsweise die Übung „Gehen in der Gruppe mit geschlossenen Augen" als wirksam, seine Störungen im Umgang mit sich aufzudecken.

Er lernte bei häufiger Wiederholung gerade dieser Übung, daß er die von ihm übermäßig hochgeschätzten Gruppenpartner in dem Maße irritierte und verletzte, wie er gegen sich rücksichtslos war; daß er seine Mitmenschen nur in dem Maße schonen konnte, wie er sich zu schonen entschlossen war; daß er seinen Nächsten immer nur in dem Maße lieben konnte, wie er sich selbst liebevoll zugetan war.

Eine andere für Herrn Hans wichtige Übung erforderte von ihm notwendigerweise Beobachtung und Kontrolle des eigenen Leibes. Es war die Übung des paarweise Brückenbauens. Die Gruppenteilnehmer stellen sich dabei zu zweit gegenüber. Die Arme werden nach vorn ausgestreckt, die Handflächen zeigen bei aufgestellten Händen nach vorn. Der Abstand der Personen voneinander wird so gewählt, daß sich die Handflächen leicht berühren. In diesem Augenblick steht noch jeder frei, so daß er sich ohne weiteres von der Partnerbeziehung lösen kann. Jetzt heißt die Aufgabe, sich mit gestreckten Armen gegenseitig zu stützen, während jeder von beiden mit den Füßen ein paar kleine Schritte rückwärts geht. Dabei gibt jeder mehr oder weniger von seiner Selbständigkeit zugunsten einer leiblichen Wir-Bildung auf. Würde einer von beiden seine Hände rasch wegziehen, würden sehr wahrscheinlich beide hinfallen. Die Übung wird beendet, indem beide mit den Füßen aufeinander zugehen, bis jeder sein ganzes Gewicht wieder selber trägt. Während der Übung kommt es darauf an, auszuprobieren, wie weit jeder mit den Füßen zurücktreten darf, um sich gegenüber dem Partner behaupten zu können. Andererseits ist es auch wichtig, daß beide einander genügend Halt geben. Wenn beide Partner sich in der gegenseitigen Belastung wohlfühlen und die dabei entstehende Spannung als Stimm- und Atemimpulse ausnutzen können, dann ist es ihnen gelungen, ein Gleichgewicht herzustellen.

Die Verschiedenheit der jeweils neu zu ermittelnden Anstellwinkel erlaubt es, diese Übung auch mit Menschen verschiedener Größe und unterschiedlichen Gewichts durchzuführen. Herr Hans reagierte dabei zunächst mit großer Unlust. Oft endete seine Auseinandersetzung mit dem Partner in einer Rangelei. Er hatte Schwierigkeiten, sich mit seinem Gewicht richtig einzubringen. Meistens stemmte er sich mit zu großem Kräfteeinsatz gegen die Hände des anderen, so, als ob er die ganze Last des Partners übernehmen wollte. Sich danach auf einen anderen Partner umzustellen, machte ihm große Schwierigkeiten. Dennoch konnte er in der Auseinandersetzung mit den Gruppenteilnehmern der Zuwendung zur eigenen Person nicht entfliehen. Er lernte langsam, sich mit genügender Aufmerksamkeit auch in die körperlichen Befindlichkeiten des anderen einzuspüren und diese beim erneuten Bau einer Brücke zu berücksichtigen. Er war in der Auseinandersetzung mit den Gruppenteilnehmern gezwungen, sich seiner Spannungszustände und seiner bis dahin noch nicht erwachten Sensibilität bewußt zu werden. Bei häufigerem Üben gerade dieser Wir-Bildung wurde er für eigene Impulse wach und aufgeschlossen. Er konnte wahrnehmen, wann ihm das Zusammenspiel körperliches Wohlbefinden verschaffte und wann es ihn zu sehr bedrängte oder wann ihm der Partner zu wenig Widerstand entgegensetzte.

In vielen Einzel- und Gruppensitzungen hatten wir in der vorangegangenen Zeit an einem neuen Verständnis vom eigenen Körper gearbeitet. Herr Hans lernte langsam seine eigenen leiblichen Bedürfnisse erkennen und wahrnehmen. Es gelang ihm, seinen Übereifer aufzugeben und in der Stille das Vorhandensein des Leibes zu erleben.

Nachdem Herr Hans fast eineinhalb Jahre mit uns gearbeitet hatte, wiederholte sich ein ähnlicher Vorgang wie der, bei dem er sich hatte treten lassen. Zwei Gruppenteilnehmer erinnerten sich an den Vorfall und fragten ihn, ob er sich nicht wieder zur Verfügung stellen wolle. Herr Hans lächelte, lehnte ab und sagte, er wisse sich jetzt besser zu beschützen. Das Verhalten von damals habe er sich verziehen, und er bemühe sich darum, ein wenig mehr sein eigener Freund zu sein.

Auch der folgende Fallbericht schildert Arbeitsvorgänge aus Gruppensitzungen. Es handelt sich um einen 30jährigen alleinstehenden Ingenieur, der unter Kontaktstörungen, Errötungsfurcht und plötzlich auftretendem Angstschweiß leidet. Außerdem quält ihn ein immer wieder auftretendes Magenleiden.

Der Patient, den ich im folgenden Herrn Jochen nennen werde, ist dadurch auffallend, daß er nahezu 2 Meter groß ist. Diesen Sachverhalt hat der Patient offenbar in seinem Bewußtsein noch nicht registriert. In seiner verzerrten Vorstellung erlebt er sich noch nicht als erwachsenen Menschen, sondern bleibt in dieser Hinsicht in einer unmündigen Kinderrolle. Diese Einstellung wird auch besonders deutlich dadurch, daß er mit 30 Jahren bis jetzt noch nicht daran gedacht hat, aus dem ihn bemutternden Elternhaus auszuziehen, obwohl er die finanziellen Möglichkeiten dazu hätte. In seiner unrealistischen Vorstellung erlebt er sich noch nicht als erwachsenen Menschen. Infolgedessen hat er auch seine Größe im Vergleich mit anderen Erwachsenen noch nicht in sein Bewußtsein aufgenommen. Man wird sich leicht in die Art der Zusammenstöße einfühlen können, die Herr Jochen im Umgang mit anderen Menschen verursacht, und die ihm selbst zu Beginn der Behandlung gänzlich unverständlich waren und ihn zugleich beängstigten.

Einmal traf ich Herrn Jochen schon auf der Straße. Ich konnte beobachten, wie andere Passanten vor ihm auswichen. Er ging mit weit ausholenden Schritten voran. Die Arme pendelten übermäßig an den Seiten des Körpers hin und her. Sie schienen ihm mit stark ruderndem Einsatz noch schneller vorwärts helfen zu wollen. Ich bemerkte, daß es Herrn Jochen nicht bewußt war, wieviel mehr Raum er bei diesen großen Bewegungen beanspruchte als andere Passanten. Ohne daß er es zu bemerken schien, rempelte er sie mit seinen

Armen an. Andere wichen ihm schon aus, wenn sie ihn herannahen sahen. Ein von Herrn Jochen angerempelter Passant rief erbost: „Können Sie nicht aufpassen, junger Mann?", da erst blickte er erschrocken auf und schien nicht zu wissen, was der Mann gemeint haben könnte.

Der Umgang mit der tatsächlichen Größe des Körpers machte Herrn Jochen auch in der Gruppe die größten Schwierigkeiten. Wenn er zum Beispiel etwas später in den Arbeitsraum kam, in dem sich die anderen Gruppenteilnehmer schon auf dem Boden niedergelassen hatten, dann hielt er Ausschau nach einer Lücke zwischen seinen Gruppenmitgliedern und legte sich mit Schwung gleichfalls auf den Boden, ohne sich realitätsgerecht vergewissert zu haben, ob der Platz für ihn ausreicht. Sofort fuhren ihn die beiden rechts und links von ihm Liegenden erbost an, weil sie von ihm angerempelt worden waren. Völlig überrascht durch den „Angriff", wies Herr Jochen die Vorwürfe sofort zurück. Er bekam einen roten Kopf und fühlte sich offenbar ganz zu unrecht beschimpft.

In einer anderen Sitzung lasse ich alle Gruppenmitglieder an der Stirnseite des Arbeitsraumes zusammenkommen. Ich fordere sie auf, mit geschlossenen Augen, laut die Schritte zählend, zur anderen Seite des Raumes hinübergehen. Herr Jochen zählt 10 Schritte, die anderen zwischen 14 und 20! Nach dieser Übung blickt Herr Jochen die anderen verwundert an. Er wirkt nachdenklich und bleibt still, statt sich, wie sonst, zu verteidigen. Ein Gruppenmitglied sagt zu ihm, daß er jetzt einmal sehen könne, mit was für Siebenmeilenstiefeln er durch die Gegend stapfe.

Zur nächsten Übung fordere ich alle auf, sich wiederum mit geschlossenen Augen im Gehen einen

Standplatz im Raum zu suchen, auf dem sie auch nach dem Ausbreiten der Arme und dem Erspüren des Platzes um sich herum keinen Berührungskontakt mit einem anderen aufnehmen können. Alle nehmen die Arme seitlich hoch, bewegen sie um sich herum, und jeder versucht in der Spannbreite seiner Arme sich einen Platz zu verschaffen. Wenn Hände sich berührt haben, versuchen die Betreffenden sich weit genug voneinander zu entfernen, ohne dabei wiederum einem andern zu nahe zu kommen. Nach einer Weile sind alle mit dem gefundenen Raum zufrieden, und ich bitte darum, die Augen wieder zu öffnen. Jeder kann nun sehen, wie groß der Raum ist, den er bei Ausbreitung der Arme für sich in Anspruch nimmt. Bei Herrn Jochen hat sich etwas Überraschendes ereignet. Ein weibliches Gruppenmitglied ist nur in der Länge ihres eigenen Armes von Herrn Jochen entfernt. Wenn er seine Hand etwas senkt, kann er sie der Frau auf den Kopf legen. Ihm fällt jetzt auf, daß er sich mit der Ausbreitung der Arme nur in Schulterhöhe und mit dem Heben der Arme nach oben nicht den genügenden Raum für sich erkundet hat.

Ich bitte ihn, die Arme in Schulterhöhe ausgebreitet zu lassen, dann fordere ich die anderen auf, unter dem Arm von Herrn Jochen hindurchzugehen. Zwei berühren dabei seine Arme nicht einmal. Ohne den Kopf einzuziehen, können sie unter den ausgebreiteten Armen hindurchgehen. Herrn Jochen ist die Erfahrung zunächst unangenehm, und er meint, daß die anderen in Wirklichkeit beim Gehen doch die Köpfe einziehen würden. Erst nach mehrmaliger Wiederholung dieser Übung, wobei Herr Jochen die Gehenden genau beobachtet, verstummen seine Einwände.

Ihm ist jetzt deutlich vor Augen geführt worden, wie groß er im Vergleich mit den anderen Gruppenteilnehmern tatsächlich ist.

Doch er ist wie immer unwillig und möchte seine neuen Erfahrungen nicht gelten lassen. Offensichtlich sträubt sich alles in ihm dagegen, sich nicht mehr als ein zu bemutterndes Kind sondern als einen ausgewachsenen, erwachsenen Mann zu sehen. Es hat lange gedauert, bis er schließlich gemerkt hat, daß ihm die beschriebenen Erlebnisse in unserer Gruppenarbeit sein Leben erleichtern. Erst als er sich verzeihen konnte, daß er sich so lange in einer Kinderrolle gefangen gehalten hatte, konnte er sich den neuen Erfahrungen allmählich anschließen. Erst nach dieser Einsicht und der daraus sich ergebenden inneren Arbeit und Wandlung wehrte er nicht mehr alle Erfahrungen ab, sondern nahm sie in sein Bewußtsein auf. Aus dieser Einstellung zu sich konnte er mehr Zutrauen zu einem realitätsgerechten, seiner Leiblichkeit entsprechenden Verhalten gewinnen und damit gesünder werden.

Mit diesen Beispielen wollte ich anschaulich machen, daß seelisch bedingtes Kranksein immer einhergeht mit Störungen in der Beziehung zum eigenen Leibe. Entweder wird der Leib nicht als ein nächster Partner geliebt, sondern nur als Werkzeug gebraucht oder aber der Patient kann seine Identität mit seinem Leibe nicht ausreichend erleben. Die erforderliche Abhilfe kann auf keine andere Weise herbeigeführt werden als durch leibliche und leibhaftige Erfahrungen, wie sie in der therapeutischen Arbeit mit dem Leibe ermöglicht werden.

Ich fasse zusammen:

Wer ständig der Versuchung unterliegt sich zu übernehmen, der lebt in der Gefahr, daß sein Leib schließlich mit Krankheit auf diese Überforderung reagieren wird.

Die therapeutische Arbeit mit dem Leibe gibt den Erkrankten die Möglichkeit, ein neues, ihrer Kraft und ihren Bedürfnissen entsprechendes Verhalten wieder zu entdecken, bei dem sie sich liebevoll und freundschaftlich den eigenen leiblichen Bedürfnissen zuwenden. Das Erkennen der echten Bedürfnisse ist ein erster Schritt auf dem Weg zur Heilung.

Wenn zugrundegelegt wird, daß jeder Mensch seinem Leibe auch als Partner gegenübersteht, dann ist die Arbeit an Tonus, Haltung und Funktion des Leibes immer Arbeit am Menschen selbst.

11

Atembehandlung in der Psycho-
therapeutischen Praxis *

* Als Vortrag gehalten auf der Tagung der Arbeitsgemeinschaft
  für Atempflege e.V. (AFA), in Baden-Baden am 25.10.1975.
  In: Erfahrungsheilkunde **25,** 8 (1976) 346-351.

Die Indikation zu psychotherapeutischer Behandlung beruht unter anderem darauf, daß die Patienten an einer, wie U. DERBOLOWSKY es genannt hat, inneren Wahrnehmungsstörung leiden, die ihren Umgang mit ihrem Leibe und mit der Welt beeinträchtigt und insbesondere ihr Handeln verfremdet. Diese Menschen leben in ihrer privaten und nicht in der allgemein verbindlichen Wirklichkeit. Dabei handelt es sich um den von FREUD als Übertragung bezeichneten Sachverhalt. In der Behandlung kommt es darauf an, den Patienten dazu zu bewegen, seine Übertragung zu erkennen und aufzugeben. Wir verhelfen ihm dazu, daß er neuartige Erfahrungen machen kann, die ihn dazu befähigen, Einsichten zu gewinnen und die erforderlichen Konsequenzen zu erarbeiten. Dabei müssen Widerstände überwunden werden. Auch dieses ist ein grundlegendes psychoanalytisches Phänomen.

An den Beispielen soll deutlich werden, daß diese Arbeit an Übertragung und Widerstand nicht nur mit den verbalen Methoden der Traumanalyse möglich ist, sondern auch über die Arbeit mit Haltung, Atmung und Stimme, wenn diese Maßnahmen in die analytische Psychotherapie integriert sind.

Der Patient leistet hierbei eine schwere Arbeit. Er muß leidvoll auf seine vielleicht langjährig eingeübten, jetzt aber als falsch erkannten Praktiken verzichten. Er muß die Kraft aufbringen, sich von seinem fehlerhaften, alteingefahrenen Können zu trennen. Er muß als ein blutiger Anfänger eine neue, gesunde Arbeitstechnik erlernen. Dabei trifft er in seinem fortgeschrittenen Alter auf viel mehr Schwierigkeiten und Ängste, als sie in der Kindheit zum Erlernen jeder neuen Fertigkeit gehört hätten.

Als erstes berichte ich über eine 32jährige, in ärmlichen Verhältnissen lebende Mutter zweier Kinder im Alter von 11 und 5 Jahren. Ich nenne sie hier Frau Ingrid. Sie hat Volksschulbildung und war vor der Ehe Hausangestellte. Sie leidet an einer Angstneurose, die anfallsweise mit Atemnot und Herzrasen einhergeht. Leiblich wirkt sie gestaut, ihre Haut ist prall und speckig.

Die innere Wahrnehmungsstörung, in der sich die Patientin befindet, verleiht unserer Welt in ihren Augen hexenhafte Züge. Diese Welt, so wie Frau Ingrid sie sieht, will wie die Hexe in dem Märchen von Hänsel und Gretel gemästete Fülle in sich hereinfressen. Um überleben zu können, muß Frau Ingrid selber prall und fettig und damit vermeintlich wohlgefällig sein. Ebenso muß sie der Welt, um selbst verschont zu bleiben, dauernd etwas bieten, ihr den unersättlichen Rachen immer neu stopfen.

Im Wartezimmer wird diese Übertragung für den Kundigen dadurch sichtbar, daß Frau Ingrid immer mit vielen Einkaufstüten beladen ist, und daß ihre beiden Kinder, die sich während der Behandlungszeit im Wartezimmer aufhalten, Unmengen von Proviant bei sich haben.

Die Patientin hat während ihrer ersten beiden Behandlungsmonate innerhalb der Sitzungsabfolge von Einzel- und Gruppensitzungen unter anderem 5 atemtherapeutische Einzelsitzungen gehabt, von denen hier berichtet werden soll:

In den ersten 4 Atembehandlungen haben wir mit Orientierungsübungen gearbeitet, die sowohl auf den eigenen Körper der Patientin ausgerichtet sind, als auch auf ihr augenblicklich vorhandenes Außen, auf ihre Umwelt. Die Patientin kann sich dabei so still oder so bewegungsfreudig verhalten, wie sie will. Frau Ingrid legt sich zu Beginn jeweils in Rückenlage auf den Boden, die Ellenbogen dicht an den Körper herangezogen, die Knie gegeneinander gedrückt. Sie atmet kurz und oberflächlich und wirkt vor allem im Brustbereich gestaut. In einem solchen Augenblick ist es unmöglich, die Atemstörung direkt anzusprechen, obgleich es sich aufdrängt. So lasse ich die Patientin erst einmal Bewegungsbewußtsein von einer ganz anderen Körperregion aufnehmen und zwar von den Füßen. Ich bitte sie, einmal bei sich festzustellen, wie es mit der aktiven Beweglichkeit der Zehen zunächst des linken und dann des rechten Fußes bestellt ist, und ob sie das Vorhandensein einzelner Zehen in ihr Bewußtsein aufnehmen kann. Zögernd tastet sie sich in die Bewegungsmöglichkeit der Zehen hinein, wobei gleichzeitig ein deutliches Nachlassen der Spannung im Brustkorb sichtbar wird. Diese Art, mit den Zehen zu arbeiten, eignet sich besonders gut, weil die spontane innere Anteilnahme an diesen Bewegungen normalerweise gering ist.

Ich rege damit in der Patientin neue Erlebensmöglichkeiten an und erwecke damit Lust auf nächste Entdeckungsschritte.

Frau Ingrid folgt weiteren Übungsschritten willig, gibt dabei aber, ihrer Ängstlichkeit entsprechend, innerlich nur wenig nach. Sie hat offenbar große Scheu vor dem Abbröckeln ihrer Verkrampfung, dem Nachlassen der festen, sie einengenden und zugleich bedrängenden eigenen Prallheit. Sie läßt nur ein geringes Maß an Lebendigkeit heraus, bevorzugt kleine Bewegungen, die sie überblicken kann und ist nicht bereit, ihrer innewohnenden Kraft mehr Raum zu geben. In ihren Träumen, die in anderen Stunden bearbeitet werden, gibt Frau Ingrid zu verstehen, daß uns als erste Aufgabe bevorsteht, ihre Poren zu wecken, damit sie in ihrer Massigkeit poröser wird. Erst dann wird sie sich ein Stück weit von ihrer Prallheit befreien und sich neue Möglichkeiten schaffen können, Impulse von innen und außen aufzunehmen und für sich auszuwerten. Das ist erste Voraussetzung dafür, die Störung ihrer inneren Wahrnehmung zu beseitigen, so daß sie sich und ihre Nächsten so sehen kann, wie sie wirklich sind.

Aus ihrem Traum ist mit Frau Ingrid vor der 5. Atembehandlung als ihr Traumwink erarbeitet worden, daß es ihr im gegenwärtigen Zeitpunkt möglich ist, durch Arbeit an der Lautgebung und an der Lautkraft Innenraum zu gewinnen. Die 5. Atembehandlung nimmt dementsprechend folgenden Verlauf:

Frau Ingrid bleibt etwa in der Mitte des Raumes stehen. Ihr Blick geht zum Fenster. Ihr Brustkorb ist aufgepumpt, die Schultern sind hochgezogen. Mir fällt auf, daß sie bisher zu jeder Stunde in einer sie sehr beengenden Kleidung erschienen ist. Ihre langen Hosen erlauben ihr nicht, das Gesäß und die Bauchdecke auch nur ein wenig loszulassen. Die Arme sind aufgrund der Überfülle des Brustkorbs leicht abgewinkelt. Meine Frage, ob sie an ihrer Kleidung etwas verändern wolle, vielleicht den Hosenbund öffnen, verneint sie. Sie fühle sich so wohl.

Ich sage ihr, daß ich gern mit ihr etwas singen möchte, worauf sie einwilligt. Ich erkläre ihr, daß es jetzt nicht darauf ankomme, schön zu singen, sondern daß sie, so wie sie die Beweglichkeit ihrer Zehen neu entdeckt habe, einmal versuchen solle, das an Stimme zuzulassen, was sie in diesem Augenblick geschehen lassen könne. Sie habe die Freiheit, mit geschlossenem Mund oder auf einem Vokal die Höhe des Tones und seine Länge zu wählen. Ich begleite sie dabei auf dem Klavier. Die Patientin bleibt an ihrem Ort stehen, zieht die Schultern noch etwas höher und gibt dann einen ziemlich kurzen, aber ganz kräftigen Ton von sich. Ich lasse ihr wenig Zeit zum Einatmen und fordere gleich den nächsten Ton von ihr, bei dem ich mit einstimme. Durch mein Mitsingen ermutigt, wagt sie es, noch mehr Kraft einzusetzen und auch die Dauer des Tones zu verlängern. Sie entschließt sich dabei, ein „a" zu artikulieren. Sie bleibt jetzt auf derselben Tonhöhe, wobei ich darauf achte, daß sie die Pausen zur Einatmung nur kurz bemißt. Nach 5-6 Tönen setze ich ab. Sehr genüßlich läßt die Patientin einen tieferen Atemzug geschehen, wobei sie mit der Ausatmung die Schultern sichtlich losläßt. Auch der Brustkorb gibt deutlich nach. Sie öffnet spontan ihren Hosenbund, so daß auch der Bauch in seiner Spannung loslassen kann.

Bei den nächsten Tönen arbeiten wir daran, die Resonanzröhre mehr und mehr zu öffnen und dadurch der Atmung einen unbehinderten Zugang zum Leib zu ermöglichen. Wir wählen dazu ein offenes „o". Ich unterstütze sie, indem ich ihr Vorstellungen anbiete, der Ton sitze beispielsweise mit seinem Ursprung schon tief in ihrem Becken oder sie möge sich während der Erzeugung des Tones an das Muhen einer Kuh erinnern. Durch das Erleben der eigenen Kraft ermutigt, läßt die Patientin die Töne immer leichter und selbstverständlicher geschehen. Die zuerst von mir bemerkte Hochatmung schwindet während dieser Übung völlig. Wie von allein pendelt sich ein ganz lebendiger und gesunder Atemrhythmus ein, in den der ganze Körper einbezogen wird. Die Patientin kann offensichtlich schon einen Teil dieser heilsamen Veränderung bemerken und mit großer Freude miterleben. Sie sagt lachend: „Ich habe gar nicht gewußt, daß in mir soviel Kraft steckt. Zum ersten Mal bin ich bei Ihnen nicht mehr ängstlich." Ich staune über ihre Fröhlichkeit, von der bis dahin keine Spur zu erkennen war. Nur mit großer Mühe gelingt es ihr, den Hosenbund wieder zu schließen. Mit erstauntem Gesicht meint sie, halb zu sich gekehrt: „Vielleicht engen mich diese Hosen doch etwas ein."

Das Ziel einer jeden Behandlungssitzung ist es, mit dem Patienten unter der Leitung seiner inneren Führung etwas, was er in der folgenden Zeit üben kann, konkret zu erarbeiten. So lautet am Ende der Stunde die Übung für Frau Ingrid, sie solle jeden Tag zu einer Zeit, wo sie ungestört ist, einige kräftige Töne singen. Nach den Tönen solle sie dann ihre Kleidung auf ihren bequemen Sitz hin überprüfen und sich gegebenenfalls das Öffnen eines Verschlusses gönnen.

Als 2. Beispiel berichte ich über eine alleinstehende 50jährige Lehrerin, die gut und viel jünger aussieht, als es ihrem Alter entspricht. Sie hat sich wegen depressiver Verstimmungen, Konzentrationsmangel und Ängsten in allen Lebensbereichen, unter denen sie seit Jahrzehnten leidet, zu dieser Behandlung entschlossen, nachdem sie sich schon zuvor wiederholt jahrelang anderwärts vergeblich psychotherapeutischen Behandlungsversuchen unterzogen hat.

Ihre „Übertragung" mit der sie sich die Welt rundherum verfälscht, besteht darin, daß sie jedermann die Züge eines jähzornigen schlummernden Vaters verleiht, den man, um nicht seiner plötzlich hervorbrechenden Wut ausgeliefert zu sein, auf keinen Fall reizen und wecken darf. Das dazu korrespondierende eigene Verhalten ist das des Leisetreters. Ihre innere Irritation verhindert ständig, daß sie sich ganz einer Sache widmet, und daß sie sich nach ihren eigenen Impulsen und Bedürfnissen richtet, da sie sich von einer unablässig lauernden Gefahr bedroht fühlt. Durch diese dauernde Verhaltenheit in allen Äußerungen hat die Patientin eine verhauchte, resonanzarme und zugleich heisere Stimme. Die Patientin spricht dauernd von Entspannung, die sie erreichen will. Sie legt sich gern auf den Boden, seufzt tief, streckt alle viere von sich und tut so, als ob sie am liebsten jeden Augenblick einschlafen möchte. Etwas hergeben können, ohne sich dabei wegzugeben, ebenso wie etwas annehmen können, ohne sich dabei zu verpflichten, sind Vorgänge, denen sie gänzlich ungeordnet, verunsichert und hilflos gegenübersteht. Ihr ist es bisher immer nur wichtig gewesen, für andere da zu sein und helfend einzuspringen, wenn jemand fehlt. Damit stimmt überein, daß bei ihr Ausatmung und Einatemimpuls nicht gleichwertig, sondern einander störend erfolgen. Über ihre Stimme sagt sie selbst, daß sie nirgendwo mit ihr durchdringe, und daß sie sie überhaupt nicht leiden könne. Aber daran zu arbeiten, habe sie auch keine Lust. Das sei sowieso alles vergebliche Mühe.

Vor ihrer 8. Atem-Einzelbehandlung wird aufgrund ihres Traumes die aktuelle oneirogene Indikation gestellt, konsonantisch mit Explosivlauten und Silbenartikulationen zu arbeiten. Die in Übereinstimmung mit ihrer inneren Führung geleitete Behandlungsstunde nimmt folgenden Verlauf:

Sie legt sich zu Beginn gleich wieder auf den Boden, um ihr Entspannungsritual zu beginnen, das ist alles loslassen, alles fallenlassen.

Diesmal stoppe ich dieses Übermaß des Abgebens und lasse sie mit geschlossenem Mund kleine Zwerchfellimpulse machen. Schnell reiht sie eine ganze Kette von Impulsen aneinander.

Jetzt fordere ich sie auf, sich in Bauchlage umzudrehen und biete ihr zur Abstützung des Kreuzes noch ein kleines Kissen an, das sie sich unter den Bauch schiebt. Meine Hand lege ich auf ihr Kreuz, um ihr für die Einatmung eine Orientierungshilfe zu geben und bitte sie, immer nach 3 Impulsen eine Pause einzulegen, um erst einmal die neue Einatmung abzuwarten. Sie soll die kleinen Impulse direkt in Höhe der Gürtellinie erzeugen und dabei Hals und Stimme außer acht lassen. Jetzt erlebt sie schnell die Kraft und den Spannungszuwachs, den diese kleinen Impulse in ihr erzeugen. Ohne eine Aufforderung von mir nimmt sie das Ausrufen von Silben mit hinzu. Deutlich federnde Rufe wie „Au", „Ho", „Buh" kommen zustande. Jeder Impuls gewinnt Eigenständigkeit. Sie erlebt, daß bei dieser Übung ihre Müdigkeit zugleich mit dem quälenden Vorsatz, sich entspannen zu müssen, verschwindet.

Stattdessen wächst ihre Lust zu weiterer Stimmarbeit. Sie möchte jetzt Worte üben, die sonst nicht zu ihrem Sprachschatz gehören, die sie aber von ihren Schulkindern sehr gut kennt. Sie setzt sich im Fersensitz auf den Boden, stemmt die Hände mit den Daumen nach hinten in die Flanken und ruft mit einer ihr noch fremden, aber sie doch zugleich sehr beglückenden Stimmkraft Worte wie „Ruhe!", „Ochse!", „Platz!", „Hau ab!" usw.

„Zum ersten Mal macht mir die Arbeit an der Stimme Spaß", sagt sie. „Ich erlebe jetzt, daß zu mir eine ganz andere Stimme gehört, als ich sie sonst einsetze. Diese neue Stimme, die mir jetzt noch fremd ist, möchte ich gern als meine eigene Stimme annehmen. Sie gefällt mir gut. Ich merke, daß ich mich mit ihr viel besser vertreten kann, als mit der anderen. Ich merke, daß es gar nicht anstrengend ist, so zu sprechen."

Durch solche optimistischen Äußerungen darf man sich nicht verblüffen lassen. Der Behandlungserfolg wird dadurch entschieden, daß die Patienten kleine und für sie tatsächlich übbare Schritte erarbeiten. Diese Schritte müssen groß genug sein, um Ängste zu überwinden. Sie müssen klein genug sein, um nicht durch die inneren Widerstände verhindert zu werden.

Diese Patientin entschließt sich, jeden Tag ein paarmal dem eigenen Sprechen zuzuhören, und darauf zu achten, ob sie sich mit dem augenblicklichen, stimmlichen und sprachlichen Einsatz auch wirklich genügend vertritt. Außerdem will sie vor dem Spiegel, wenn sie ungestört ist, immer ein paar Zwerchfell-Impulsübungen machen.

Als 3. Beispiel berichte ich über eine 22jährige Philologiestudentin. Ich nenne sie Frau Helga. War die Übertragung in unserem ersten Beispiel durch vermeintlich übermächtigen Sog, im 2. Beispiel durch vermeintlich übermächtigen Schub der Welt charakterisiert, so ist in diesem 3. Beispiel eine

Kombination von beidem zu erkennen. Die Störung der inneren Wahrnehmung führt bei Frau Helga dazu, daß sie unsere Wirklichkeit in der Weise verzerrt, daß sie sich von der Welt gleichzeitig sowohl übermäßig abgestoßen als auch herangerissen fühlt.

So gerät sie in Rotation und sieht, wie jemand, der gerade eine Pirouette dreht, alles um sich her in verschwommener, steter, beängstigender Veränderung. Wenn sie sich nur drehen kann wie ein Kreisel oder wie eine Tänzerin und dazu am besten nur um eine Achse, das heißt auf nur einem Bein, dann fühlt sie sich am wohlsten. Sobald sie mit dem zweiten Bein auf die Erde kommt, beginnen ihre Beschwerden.

Es ist auffallend, daß sie ständig Dinge fragt, die sie entweder schon weiß, oder die sie offensichtlich gar nicht interessieren. Sie hört dem Antwortenden nicht richtig zu. Sie leidet an starken, chronischen Schmerzen im Bauch und im linken Fuß sowie anfallweise an Heißhunger.

Erst kürzlich hat sie mit diesen Beschwerden einige Monate im Krankenhaus zugebracht, ohne daß sich eine Besserung eingestellt hätte. Ihr großer Wunsch ist, Tänzerin zu werden. Dieser Wunsch ist allein schon durch ihren unausgewogenen Körperbau zum Scheitern verurteilt. Ihr Becken ist im Verhältnis zu ihrem besonders schmalen Oberkörper massig und breit gebaut, und ihre Oberschenkel sind dick. Diese Mängel, die ihr Berufsziel unabänderlich zu einer Illusion machen, verstärken ihre Ablehnung gegen den eigenen Körper. Besonders die Schmerzen im linken Unterschenkel, die sie sogar an kleinen Spaziergängen hindern, machen ihr sehr zu schaffen.

Wir arbeiten viele Stunden an einem Beziehungsaufbau zum eigenen Körper. Oft strampelt sie dabei wie ein kleines Kind mit Armen und Beinen und weint. Der Zorn gegen die eigene Gestalt ist immer wieder größer als die Kraft zu freundlicher Zuwendung zum eigenen Körper. Auffallend ist bei der Patientin ein so stampfender und so schwerfälliger Gang, daß der Boden erzittert. Ihre kleine Atmung steht zu der massiven Bewegung in keiner Beziehung. Lange Zeit hindurch will sie nicht auf ihren Gang angesprochen werden, da sie ihre Beine, wie sie sagt, schon „blöd" genug findet.

Erst im 7. Behandlungsmonat vor der 15. Atem-Einzelbehandlung stellt sich endlich seitens der inneren Führung die oneirogene Indikation zur Einbeziehung des zweiten Beines in ihr Bewußtsein. Die Patientin beginnt die Sitzung, indem sie sich zunächst die bereitliegenden Boxhandschuhe anzieht, um, wie sie es gern tut, sich an dem Boxgerät etwas Wut auf verschiedene Leute aus dem Leib zu boxen. Sie stellt sich einen Moment hin, um zu überlegen, auf wen sie boxen könnte. Da bitte ich sie, so wie sie gerade steht, stehenzubleiben und einmal die eigene Haltung zu beachten. Sie bemerkt, daß das Becken stark seitlich nach links herausgeschwenkt ist, und daß fast das ganze Körpergewicht auf dem linken Fuß ruht. Der linke Fuß ist dabei im Gelenk nach innen gekippt, um die Verschiebung im Becken auszugleichen. Sie erlebt zu ihrem großen Erstaunen, daß ihr Körpergewicht ungleich auf beiden Füßen verteilt ist. „Ach", sagt sie, „so stehe ich nur jetzt. So kann ich gar nicht stehen, denn gerade der linke Fuß tut mir doch immer so weh!"

Wir arbeiten weiter am Boxgerät, das sie mit viel körperlichem und stimmlichem Einsatz bearbeitet. In allen kleinen Pausen, die sie sich nimmt, lasse ich sie innehalten und die eigene Haltung beobachten.

Jedesmal wieder erlebt sie, daß ihr Gewicht überwiegend auf dem linken Fuß ruht. Unter meiner Anleitung versucht sie nun, sich gleichgewichtig auf beiden Füßen einzurichten. Nur schwer kann sie sich in diese Ordnung einfinden. Sie versucht, einige langsame Schritte entstehen zu lassen. Dabei fällt ihr auf, daß der rechte Fuß im Tragen des Gewichtes offenbar ganz ungeübt ist. Jedesmal, wenn sie ihn einen Augenblick im Ablauf des Gehens mit dem ganzen Körpergewicht belastet, wird sie unsicher. Sie wendet sich daraufhin mit großer Achtsamkeit dem Ablauf des Gehens zu. Es fällt ihr dabei schwer, die Beine im Hüftgelenk locker pendeln zu lassen. Sie bemerkt, daß die Einschränkung im Gelenk mit einer ständigen Anspannung im Gesäß zusammenhängt.

Hier wiederum möchte sie nicht loslassen, weil der Po, wie sie sagt, dann ja noch dicker wird. Ihr wird bei dieser Arbeit klar, mit wievielen Impulsen, die ihr bislang unbewußt waren, sie gegen ihre gesunde Leiblichkeit gekämpft hat. Die Einsicht ist für sie erschütternd, daß sie wenigstens teilweise selbst dafür zuständig ist, ob es ihrem Fuß besser geht oder nicht. Sie überwindet großen Widerstand, und wir üben weiter. Sie hält sich, jetzt seitlich stehend, mit einer Hand an der Sprossenwand fest und versucht, ein Bein im Hüftgelenk ganz locker hängend vor- und zurückpendeln zu lassen. „Als einzelne Übung kann ich das", meint sie. „Das weiß ich von den Ballettstunden. Da habe ich das folgsam ausgeführt. Aber kaum war die Stunde um, da bin ich wieder davongestampft."

Nach den Pendelübungen, in denen sie wieder erlebt, daß in ihren Hüftgelenken und Knien alle erforderliche Freiheit für eine fließende Bewegung zur Verfügung steht, wenden wir uns wieder dem Gehen zu. Ihre innere Einstellung zur Übung hat sich entscheidend verändert, seit ihr klar geworden ist, daß sie selbst für eine Veränderung der körperlichen Beschwerden zuständig ist. Das stimmt sie fröhlich. Sie sieht, daß sie mit diesen Übungen ein Mittel in der Hand hat, das sie gegen ihre Schmerzen einsetzen kann.

Tatsächlich läßt der sonst dauernd vorhandene schmerzhafte Krampf im linken Fuß nach, während wir daran arbeiten, das Körpergewicht gleichmäßig auf beide Füße zu verteilen.

Am Ende der Stunde wirkt die Patientin auf mich geordneter und erwachsener. Sie nimmt die neugewonnene Verantwortung für ihr körperliches Wohlgefühl an. Sie sagt am Ende der Stunde: „Ich weiß genau, was ich aus dieser Sitzung als konkrete Übung in meinen Alltag mitnehmen werde. Ich werde mindestens zehnmal am Tag ganz unauffällig kontrollieren, wie ich mein Körpergewicht auf meine beiden Füße verteilt habe."

Ich fasse zusammen:

Seelische Mittel sind Maßnahmen, die auf eine Umgangsänderung des Kranken zielen. Er erhält die Möglichkeit, sich und der Welt neu und anders zu begegnen. Zu diesen Maßnahmen gehören Atembehandlungen, denn der Atem ist an allen Lebensvorgängen unmittelbar beteiligt. In der psychotherapeutischen Praxis können deshalb nicht nur Menschen mit Neurosen behandelt werden, sondern auch Kranke mit leiblichen und geistigen Symptomen.

Der kranke Mensch kann dadurch wieder gesund werden, daß er im Bündnis mit sich und von seiner inneren Führung geleitet, lernt, sich der Grundfunktionen seiner Atmung wieder in der ihm gemäßen Weise zu bedienen. Das geschieht im Rahmen analytisch-psychotherapeutischer Behandlungen, wie ich an Beispielen zu zeigen versucht habe, über die pneopädische, bzw. pneotherapeutische Arbeit an Körperhaltung und -bewegung, am Tönen, Sprechen und Singen.

Literatur

Alexander, Gerda: Eutonie. Ein Weg der körperlichen Selbsterfahrung, 167 S. Kösel-Verlag, München 1976.

Biesalski, P. u. *H. Mengewein:* Logopädin, Blätter zur Berufskunde, 2 – II A 25, 1. Auf. 1971, Bertelsmann, Bielefeld.

Boss, Medard: Grundriß der Medizin. Verlag Hans Huber, Bern, Stuttgart, Wien 1971.

Coblenzer, Horst und *Franz Muhar:* Atem und Stimme. Österreichischer Bundesverlag für Unterricht, Wissenschaft und Kunst, Wien 1976.

Derbolowsky, Gretel und *Udo:* Bemächtigungstherapie als psychotherapeutische Kategorie (Occupationsanalyse). Gemeinsam mit *G. Derbolowsky.* In: Praxis der Psychotherapie 11 (1966), S. 245-257.

Derbolowsky, Jakob und *Udo* (Hrsg.): Praktische Psychotherapie. Verlag für Medizin Dr. Ewald Fischer, Heidelberg 1990.

Derbolowsky, Udo: Gibt es psychogene Erkrankungen der Wirbelsäule? Hippokrates (Stuttgart), 29 (1958), S. 345-348.

—: Atem und Stimme in Psychotherapie und Praxis. In: Atem und Mensch (1960), H. 4, S. 1-7.

—: Atem und Stimme. In: *Vogler, P.* (Hrsg.): Grundfunktionen. Leipzig: Thieme (VEB) 1961, S. 91-94, 100-102, 170.

—: Chirotherapie – Eine psychosomatische Behandlungsmethode. Karl F. Haug Verlag, Ulm 1963, 155 S.

—: Der psychosomatische Aspekt funktioneller Wirbelsäulensyndrome. In: Erfahrungsheilkunde 12 (1963), S. 462-472.

—: Atemtherapie, ein psychosomatisches Heilverfahren. In: Atem – Z. Massage, Entspannung, Moderne Gymnastik (1964), H. 1, S. 16, 24.

—: Über verschiedene Seinsweisen des Menschen in der Wirklichkeit als Ansatz für eine logo-somato-psychische Individual- und Sozio-Therapie. Die Wirklichkeit und das Böse, 35-42, Christians, Hamburg 1970.

—: Der beseelte Leib. Psychosomatischer Hintergrund gynäkologischer Symptomatik. In: Sexualmed. 11 (1972), S. 87-90

—: Haltung und Psyche. In: Manuelle Medizin 11 (1973), S. 73-76.

—: Das Weibliche als Struktur, als Rolle und Funktion. Ausblick auf logosomatopsychische Aspekte des Weiblichen in der Gynäkologie. In: Sexualmedizin 2 (1973), S. 423-427.

—: Atem und Haltung. Asklepios 6: H. 7 (1963).

—: Atem und Stimme in Psychotherapie und Praxis. In: *Heyer-Grote, Lucy* (Hrsg.): Atemschulung als Element der Psychotherapie. Wiss. Buchges., Darmstadt 1970, S. 179-187. (Auch veröffentlicht in „Atem und Mensch" 1960, s.o.).

—: Atemtherapie. In: *Petzold, H.* (Hrsg.): Psychotherapie und Körperdynamik. Junfermannsche Verlagsbuchhandlung, Paderborn 1974. Seite 128-145.

—: Das Feuer-/Ofenproblem bei der Aggressionsverarbeitung in Gruppen. In: Gruppentherapie und soziale Umwelt. Vorträge, Workshops und Diskussionen des 5. Internationalen Kongresses für Gruppen-Psychotherapie, Zürich, 19.-24. August 1973. Huber, Bern 1975, S. 492-497.

—: Aggressionsverarbeitung mit Haltung, Atmung und Stimme, gemeinsam mit *R. Michael.* In: Gruppentherapie und soziale Umwelt. Vorträge, Workshops und Diskussionen des 5. Internationalen Kongresses für Gruppenpsychotherapie, Zürich, 19.-24. August 1973. Huber, Bern 1975, S. 534-535.

—: Leitfaden für Chirotherapie und Manuelle Medizin. 2., verb. Aufl., Verlag für Medizin Dr. Ewald Fischer, Heidelberg 1981.

—: Kränkung, Krankheit und Heilung in leiblicher, seelischer und geistiger Sicht. Schriftenreihe Erfahrungsheilkunde. B. 8. 2. Aufl., Karl F. Haug Verlag, Heidelberg 1981, 41 S.

—: Atemtherapie bei vegetativer Fehlsteuerung. In: *Gross, D., Langen, D.* (Hrsg.): Fehlsteuerungen des autonomen Nervensystems – Probleme, Klinik, Therapie, Schmerztherapie. Hippokrates, Stuttgart 1976.

—: Haltungsanalytische Atem-, Sprech- und Stimmtherapie. Schriftenreihe Erfahrungsheilkunde 18. Karl F. Haug Verlag, Heidelberg 1978.

—: Richtig atmen hält gesund. Econ, Düsseldorf, Wien 1978. Auch erschienen bei: Knaur 1984. Und als: Goed ademhalen houdt gezond. Bei Zomer & Keuning 1980.

—: Atemanwendungen. In: *Derbolowsky, U.:* Einführung in die Arbeits- und Themengebiete der Erfahrungsheilkunde, Propädeutik 1. Karl F. Haug Verlag, Heidelberg 1981.

—: Mit dem Atem erhält der Mensch nicht nur seine Lebendigkeit. Haltung und Stimme als Instrumente pädischer und therapeutischer Anwendungen. Musik und Medizin 5: 25-38 (1982). (Gemeinsam mit *Regina Derbolowsky*).

—: Behindert sein. Ärztlicher Ratgeber für den Umgang mit behinderten Menschen. Burg Verlag, Stuttgart/Bonn 1984.

—: Einführung in die Arbeits- und Themengebiete der Erfahrungsheilkunde. Propädeutik. Karl F. Haug Verlag, Heidelberg 1981.

—: Individuelle Psyhoanalyse als Gruppentherapie. Karl F. Haug Verlag, Heidelberg 1982.

—: Psychoanalyse ohne Geheimnis. Birkhäuser Verlag, Basel 1990.

—: Eine Christin im Gespräch über Probleme von heute. Burg Verlag, Stuttgart/Bonn 1991.

—: Wer mich nicht liebt, ist selber schuld. Birkhäuser Verlag, Basel 1991.

Doust, L. Zit. n. *Schmitt, J.L.*

Dürckheim, Karlfried Graf von: Hara, Die Erdmitte des Menschen. Otto Wilhelm Barth Verlag, Weilheim/Obb. 1970, 4. Aufl.

—: Auf dem Wege zum Transparenz. Transparente Welt, Festschrift zum 70. Geburtstag. Otto Wilhelm Barth-Verlag, Weilheim/Obb., 1966.

Edel, Herbert und *Katharina Knauth:* Grundzüge der Atemtherapie, 3. Auflage. VEB Theodor Steinkopff Verlag, Dresden 1977.

Feldenkrais, Moshé: Der aufrechte Gang. Insel Verlag, Frankfurt a.M. 1968.

Gebser Jean: Ursprung und Gegenwart. 2 Bände. Deutsche Verlagsanstalt, Stuttgart 1949.

Gehlen, Arnold: Der Mensch, seine Natur und seine Stellung in der Welt, 4. verb. Auflage. Athenäum, Bonn 1950.

Glaser, Volkmar: Sinnvolle Gymnastik durch aktives Dehnen. 2. Auflage, Atem und Mensch, H. 1-4, 1964, gemeinsam mit *Jutta Holler-v. d. Trenck.*

—: Eutonie. Das Verhaltensmuster des menschlichen Wohlbefindens. 3., überarb. Aufl. Karl F. Haug Verlag. Heidelberg 1990.

—: Atemtherapie. In: *Schimmel,* Lehrbuch für Naturheilverfahren Band 1. 2. Aufl. Hippokrates, Stuttgart 1990.

—: Sinnvolles Atmen. Humata, Bern 1987.

Gundermann, H. (Hrsg.): Aktuelle Probleme der Stimmtherapie. Gustav Fischer, Stuttgart, New York 1987.

Hey, Julius: Der Kleine Hey, nach dem Urtext von Julius Hey, neubearbeitet und ergänzt von *Fritz Reusch.* B. Schott's Söhne, Mainz 1956.

187

Holler von der *Trenck, Jutta:* Sinnvolle Gymnastik durch aktives Dehnen. Atem und Mensch, H. 1-4, 1964, gemeinsam mit *Volkmar Glaser.*

Jacobs, Dore: Die menschliche Bewegung. A. Henn Verlag, Ratingen 1962.

Janov, Arthur: Der Urschrei. Ein neuer Weg der Psychotherapie. S. Fischer Verlag, Frankfurt a. M. 1973.

Knauth, Katharina und *Herbert Edel:* Grundzüge der Atemtherapie, 3. Auflage. VEB Theodor Steinkopff Verlag, Dresden 1977.

Koestler, Arthur: Das Gespenst in der Maschine, 2. Aufl. Molden, Wien, München, Zürich 1968.

Kükelhaus, Hugo: Organ und Bewußtsein, 47 S. Gaia Verlag, Köln, 1977.

Meves, Christa: Antrieb – Charakter – Erziehung. Werden wir ein Volk von Neurotikern? Bd. 81, Texte und Thesen, Sachgebiet Gesellschaft. Edition Interform AG, Zürich 1977.

Middendorf, Ilse: Vortrag vor der Arbeitstagung Arzt und Seelsorger. Schloß Elmau April 1972.

—: Der Erfahrbare Atem. Eine Atemlehre. Junfermann, Paderborn 1984.

Muhar, Franz und *Horst Coblenzer:* Atem und Stimme. Österreichischer Bundesverlag für Unterricht, Wissenschaft und Kunst, Wien 1976.

Obrossow, A.N.: Der funktionelle Ausgangszustand des Organismus und seine Bedeutung in der Physiotherapie. In: Vogler, P. (Hrsg.): Grundfunktionen. Thieme Verlag, Leipzig 1961.

Scheminzky, F. u. *R. Allers:* Pflügers Arch. 212: 169 (1926).

Schlaffhorst C. und *H. Andersen:* Atem und Stimme, neu hrsg. v. *W. Menzel,* Möseler, Wolfenbüttel 1955.

Schmitt, Johannes Ludwig: Atemheilkunst. Humata Verlag Harold S. Blume, Bern, Frankfurt, Salzburg. 5. Aufl. 1966 und 1969.

Schultz, J.H.: Das Autogene Training, 14. Aufl. Thieme, Stuttgart 1973.

Stiefvater, Erich W. und *R. Ilse:* Chinesische Atemlehre und Gymnastik. Karl F. Haug Verlag, Ulm 1962.

Vogler, Paul: Grundfunktionen. VEB Georg Thieme Verlag, Leipzig 1961.

Namensverzeichnis